EDITH RAUCH

YOGA
für ältere Menschen

6. Auflage 1977

HERMANN BAUER VERLAG KG · FREIBURG I. BR.

1973

Aufnahmen: Photo-Storm, Hildesheim
Zeichnungen: Lilli Schulte, Empelde
Gesamtherstellung: Poppen & Ortmann, Freiburg i. Br.
JSBN 3-7626-0080-5

Nimm dein Leben wie es ist!
Denke nicht: „So könnt' es sein."
Fluche keinem deiner Tage!
Was du tragen mußt, ertrage!
Alles, was dir je begegnet,
Segne, und du wirst gesegnet!

Bô Yin Râ

Liebe Leser!

Ich habe in diesem Büchlein keine großen Worte gebraucht. Vielleicht werden einige von Ihnen vermissen, daß ich zu wenig über die höheren geistigen Yoga-Systeme gebracht habe, aber um Ihnen diese Systeme nahe zu bringen, hätte ich ein dickes Buch schreiben müssen. Außerdem gibt es schon viele gute Bücher über den geistigen Yoga.

Das hier Gebotene soll nur eine kleine praktische Anleitung zur Steigerung Ihres körperlichen und seelischen Wohlbefindens sein.

Ich will Ihnen auch keine großen Versprechungen über das zu Erreichende machen, sondern möchte Ihnen nur sagen:

> „Sehen Sie in diesem Büchlein einen Wegbegleiter, der nur den Wunsch hat, Ihnen zu helfen."

Und sollten Sie sich angesprochen fühlen, dann fassen Sie bitte Vertrauen zu mir und führen die Übungen auch aus, denn allein darauf kommt es ja an. Sie werden nur so beurteilen können, ob die Übungen Ihnen von Nutzen sind.

Ich habe nicht nur theoretische Erfahrungen gesammelt, sondern im engen Kontakt mit vielen Schülern auch sehr viele praktische, nur so konnte ich die Wirkungen der Übungen erproben.

In die Gesundheit muß der Mensch hineinwachsen, sich hineinentwickeln, sich in ihr festigen lernen. Seine Bereitschaft, gesund zu werden, das Sich-bereiten und Bereit-sein will geübt werden. Die Natur liefert uns nur das Fundament und die Bausteine zur Gesundheit; die Gesundheit zu fügen und das Ordnungsgefüge zu wahren, dafür muß der Mensch, dafür müssen wir selber Sorge tragen.

Körperyoga stellt eine bewußte Hinwendung zu den Naturgesetzen dar, die die Gesundheit von uns fordert, und die uns die Möglichkeit schenkt, das Leben in Gesundheit zu leben und dieses Leben in Gesundheit in einer gesunden Gemeinschaft.

Edith Rauch

Inhaltsverzeichnis

Einführung

Auch in höherem Lebensalter gibt es Menschen, die sich einen Seidenschimmer ihrer Jugend bewahren können. Jung-sein darf nicht nur auf die Jungen Anwendung finden, denn Jung-sein ist etwas, das mit unserer inneren Einstellung zusammenhängt, genau wie Schön-sein sich nur dann voll zu entfalten vermag, wenn die Ausstrahlungen seelischer Harmonie die letzte Vollendung verleihen.

Jung-bleiben schließt ein ständiges Arbeiten an sich selbst ein. Sobald wir aufhören, geistig aktiv zu sein und uns nicht länger an der Natur, guten Büchern, Musik oder Kunst zu erfreuen vermögen, sobald wir den lebenswarmen und lebensnahen Kontakt zu unseren Mitmenschen verlieren und uns in unser Schnekkenhaus verkriechen, sobald wir uns nicht länger als Kinder Gottes fühlen, altern wir unweigerlich — innerlich und äußerlich. Das kann schon mit 30 oder 40 Jahren der Fall sein, genau so wie es nicht der Fall zu sein braucht mit 60, 70 oder sogar 80 Jahren.

Gibt uns die Natur nicht das beste Beispiel dafür? Je tiefer die Wurzeln der Bäume im Erdreich verankert sind, desto voller und schöner entwickeln sie sich Jahr für Jahr. Und ist ein alter Baum nicht genau so prächtig wie ein junges Bäumchen? Warum sind wohl die Bilder des alten Goethe bekannter als die des jungen? Weil er im Alter schöner und reifer geworden war, da er es verstand, die Wurzeln seines Seins tiefer hineinzusenken ins „volle Menschenleben“ und so zur vollen Entfaltung aller ihm von Gott geschenkten Möglichkeiten kam.

Durch ständiges, bewußtes Arbeiten an sich selbst wird Ihr Leben viel ausgefüllter sein, werden Sie viel mehr Freude am Leben gewinnen, und Freude erhält jung, Freude und seelisches Gleichgewicht schenken Ihnen Ausstrahlungen innerer Harmonie, die andere vollkommen vergessen lassen, wie alt Sie in Wirklichkeit sind.

Einen praktischen Hinweis zum Jungbleiben gibt uns Karma Yoga. Dieses System dient der Reinigung des denkenden Gemüts. Falls Sie sich darunter nichts vorzustellen vermögen und nicht wissen, wie Sie Ihr Gemüt „reinigen" sollen, nenne ich Ihnen im Einklang mit dieser Lehre einen ganz einfachen Weg. Vergleichen Sie Ihr Leben mit einem Garten. Wollen Sie Ihn gepflegt erhalten, so müssen Sie ständig das Unkraut daraus ausreißen, da es sonst alles überwuchern würde. Dieses Unkraut kann mit Ihrem negativen Gedankengut verglichen werden, und dazu gehören Mutlosigkeit, Gleichgültigkeit, Lieblosigkeit, Nachlässigkeit, unbegründete Lebensangst, um nur ein paar Empfindungen dieser Art aufzuführen.

Prüfen Sie sich bitte nur einen einzigen Tag ganz objektiv und ehrlich! Und haben Sie etwas von diesem Unkraut gefunden, dann reißen Sie es schleunigst aus. Sie müssen sich jeden Tag bewußt dieser Selbstkontrolle Ihrer Gedanken unterziehen. Nicht nur Sie selber werden dann Freude an diesem Garten haben, sondern auch alle Menschen, mit denen Sie in Berührung kommen. Bleibt nur das Gute und Schöne, das Wachsende und Gedeihende in Ihrem Leben bestehen, dann werden Sie sich immer jung fühlen, ganz gleich, wie alt Sie sind.

Sie haben jetzt erfahren, wie Sie Ihr „seelisches" Wohlbefinden heraufstimmen können. Nun möchte ich Ihnen zunächst ein paar Ratschläge erteilen und Ihnen dann einige Yoga-Übungen nennen, die auch Ihr „körperliches" Wohlbefinden steigern werden, denn Körper

— Seele — Denken bilden ein untrennbares Ganzes und beeinflussen einander wechselseitig. Schon der Apostel Paulus sagte: „Wisset ihr nicht, daß euer Leib der Tempel des Geistes ist, der in euch lebt?“ Und Hatha Yoga oder Körperyoga lehrt, wie wir den Leib zum Tempel des Geistes machen können, indem wir ihn beleben, kräftigen und elastisch erhalten, wie Krankheiten vermieden oder gebessert werden können, und wie uns durch das Zusammenwirken von seelischer Ausgeglichenheit und körperlichem Wohlbefinden der Weg zum bewußten Selbst geebnet wird, von dem unser großer Kant schon sagte: „Welch’ größere Wohltat kann man einem Menschen erweisen, als daß man ihn den Weg zu seinem eigenen Selbst finden läßt.“

Ruhiger und tiefer Schlaf

Tiefer Schlaf ist die größte Wohltat für Körper, Seele und Geist. Der Körper regeneriert sich und lädt neue Kraftreserven auf, die umherwandernden Gedanken kommen zur Ruhe, alles, was uns seelisch bedrückt, die Unfreundlichkeit und Rücksichtslosigkeit anderer, Lärm, Hast und Unruhe des Tages, alles Leid löst sich in nichts auf, sobald der Schlaf uns in seinen schützenden Mantel hüllt. Atmen und Schlafen, das sind die Quellen, aus denen wir Lebenskraft schöpfen. Können wir beides nur ungenügend, dann wird der Lebensstrom bald versiegen, und der Mensch vegetiert nur noch dahin, statt wirklich zu leben.

Wie kommt es aber zu der ständig mehr um sich greifenden Schlaflosigkeit? Früher, als die Menschen „mit den Hühnern" schlafen gingen, da stand es doch noch nicht so schlimm um uns. Wir folgten eben damals mehr dem natürlichen Rhythmus von Tag und Nacht. Statt abends unsere Gedanken abklingen zu lassen, unserem Körper Ruhe zu gönnen, fangen wir jetzt meist dann erst an, Raubbau mit unseren Kräften zu treiben. Anstatt unser Lebenslicht am Abend matt abzuschirmen, drehen wir im übertragenen Sinne eine 200-Watt-Birne an und wundern uns dann noch, wenn wir nicht einschlafen können.

Tagsüber atmen wir länger aus als ein und machen zwischen Einatmung und Ausatmung eine Pause. Bei normaler Schlaftiefe jedoch atmen wir länger ein als aus, und die Atempause liegt zwischen der Ausatmung und Einatmung. Machen wir nun die Nacht zum Tage, dann befolgen wir nicht den von der Natur vorgesehenen Lebensrhythmus.

Ältere Menschen sollten früher schlafen gehen als junge. Sie sollten schon bei Einsetzen der Dämmerung keine Arbeit mehr verrichten, sondern sich der Entspannung hingeben. Ihre Gedanken sollten nicht um das Unerfreuliche des vergangenen Tages kreisen, um jene Kümmernisse, die keinem von uns erspart bleiben, sondern nur um die paar erfreulichen Lichtblicke, die der Tag ihnen geschenkt hat. Dann haben sie die richtige Einstellung vor dem Einschlafen. Haben Sie persönlich einmal nichts Erfreuliches erlebt, und das kommt ja schließlich öfters vor, dann sollten Sie sich aus der Vergangenheit irgendeine schöne, erfreuliche Erinnerung ins Gedächtnis zurückrufen und mit in den Schlaf hinüberzunehmen versuchen. Neigen Sie zum Träumen, dann wird eine fröhliche Seele Ihnen auch heitere und unbeschwerte Träume schenken.

Vor dem Zubettgehen muß das Schlafzimmer gut gelüftet werden. Am besten läßt man auch nachts das Fenster einen Spalt breit offen. Das Schlafzimmer darf auch nicht zu warm sein, sonst schlafen Sie unruhig. Bei kalten Füßen nehme man vor dem Schlafengehen ein möglichst warmes Fußbad. Blau abgeschirmte Nachttischlampen wirken beruhigender auf die Nerven als rosa oder gar rote. Die Schlafzimmertapete sollte möglichst in ruhigen Farben gehalten sein. Eine Daunen- oder Schafschurdecke ist empfehlenswerter als ein schweres Federbett. Die Hautatmung funktioniert dann besser. Man sollte sich außerdem daran gewöhnen, möglichst flach im Bett zu liegen und nicht auf einem Keil- und even-

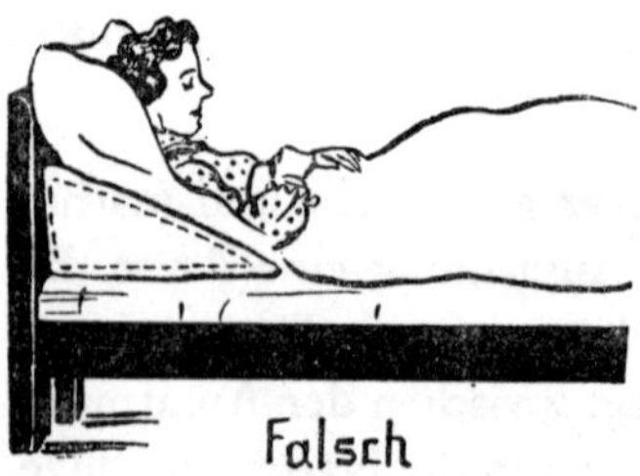

tuell noch zwei Kopfkissen. Gewöhnen Sie sich langsam und allmählich an die flachere Lage, indem Sie am Tage etwa 10 Minuten lang flach auf dem Boden liegend ruhen, eventuell mit einem kleinen Sofakissen unter dem Kopf. Diese Lage wirkt sich günstig auf den Blutkreislauf aus.

Wir atmen meist im Wechsel einmal durch das eine der beiden Nasenlöcher freier als durch das andere. Können Sie nicht einschlafen, dann halten Sie sich erst das eine, dann das andere Nasenloch mit dem Finger zu, um festzustellen, durch welches von beiden Sie im Augenblick freier atmen können. Dann schalten Sie die Atmung um, indem Sie das Nasenloch, durch das Sie besser Luft holen können, mit dem Finger zuhalten und mehrere Male durch das andere Nasenloch ein- und ausatmen. Diese Umschaltung des Atems macht Sie wundervoll müde.

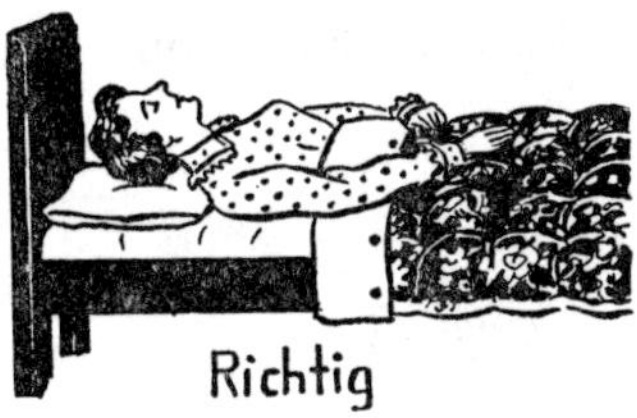

Richtig

Sowie Sie im Bett liegen, atmen Sie ein paar Minuten lang recht langsam durch die Nase bei geschlossenem Mund ein und aus. Atmen Sie bewußt, d. h. denken Sie sich in den Atmungsvorgang hinein. Danach strecken und recken Sie sich ein wenig in dem wohligen Gefühl, Ihren Körper nun endlich ganz entspannen zu können. Haben Sie Sorgen, dann fangen Sie nicht im Bett an, darüber zu grübeln, wie Sie sie meistern können. In der Nacht haben die Sorgen die Angewohnheit, ins Riesengroße zu wachsen. Lassen Sie Kümmernisse bis zum nächsten Morgen ruhen und schlafen Sie lieber dafür, dann werden Sie sich beim

Aufwachen so frisch fühlen, um mit viel klareren Gedanken einen Ausweg suchen zu können.

Bei chronischer Schlaflosigkeit versuchen Sie einmal ein ganz einfaches Hausmittel. Essen Sie jeden Tag so viel grüne Petersilie wie möglich. Das hat schon vielen an Schlaflosigkeit leidenden Menschen geholfen. Grüne Petersilie enthält wichtige Aufbaustoffe, vor allem Lecithine. Zu unrecht wird sie meist nur zur Garnierung verwandt, denn sie ist wichtiger und bekömmlicher als der damit verzierte Aufschnitt. Sie können sie auch ganz klein hacken und mit einer schwachen Alkohollösung übergießen. Lassen Sie sie acht Tage ziehen und trinken dann drei- bis viermal am Tage ein kleines Glas davon.

Ruhe-Übung

Wie können Sie erreichen, ruhiger, anregender, harmonischer auf Ihre Umgebung zu wirken? Eine sehr einfache Übung: Verharren Sie jeden Tag volle zehn Minuten in einer Stellung, ohne zu sprechen und ohne ein Glied zu rühren. Setzen Sie sich dabei möglichst aufrecht und entspannt auf einen Stuhl (nicht Sessel). Schlagen Sie die Beine nicht übereinander, sondern stellen Sie diese mit geschlossenen Knien fest auf den Boden. Legen Sie die Hände mit den Innenflächen nach oben auf Ihre Oberschenkel. Schließen Sie die Augen, atmen Sie möglichst ruhig und langsam, schalten Sie ihre Gedanken so weit wie möglich ab und konzentrieren Sie sich ausschließlich auf die äußere und innere Ruhe. Erfahrungsgemäß werden Sie es zunächst nur etwa eine Minute fertigbringen; aber jede weitere Woche können Sie bei fleißigem Üben dann eine Minute zulegen, bis Sie es auf volle zehn Minuten gebracht haben. Wenn möglich, setzen Sie sich dabei in die Sonne und atmen bewußt diese lebenspendenden Strahlen ein. Bald werden Sie feststellen, daß Sie sich auch im Verlaufe des Tages ruhigere Bewegungen angewöhnen. Achten Sie während des gan-

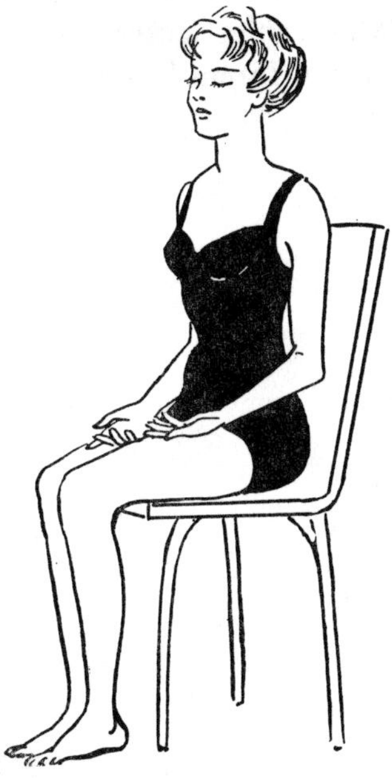

zen Tages bewußt darauf, unnötige Bewegungen zu vermeiden. Das macht Sie nicht nur für Ihre Umgebung anziehender, sondern auch ihr Schlaf wird dadurch ruhiger und tiefer.

Achten Sie ferner darauf, beim ruhigen Sitzen die Hände nicht zusammenzuballen oder die Finger wie Krallen einzuziehen. Die Finger sollen höchstens ganz leicht nach innen geneigt sein und die Hände möglichst ruhig, locker und entkrampft auf dem Tisch oder in Ihrem Schoß liegen.

Kräftigung der Augen

Das gesteigerte Tempo unserer Zeit wirkt sich oftmals durch Gereiztheit und Nervosität aus, und besonders die Augen werden davon in Mitleidenschaft gezogen. Der ruhige, sanfte Blick, der das Auge erst schön erscheinen läßt, wird vielfach dadurch beeinträchtigt, daß die Augenlider viel zu oft auf- und zugeklappt werden. Das schadet nicht nur den Augennerven (schlechte Augennerven können auch Kopfschmerzen hervorrufen), sondern auch Ihre Gesprächspartner machen in einer Art Reflexbewegung das nervöse Auf- und Zuklappen der Augenlider mit. Unbewußt steigern sich so die nervösen Spannungen, und ohne ersichtliche Ursache kommt es zu gereizten Worten.

Ich nenne Ihnen nun eine ganz einfache Übung, die Ihnen einen ruhigen, ausdrucksvollen und sanften Blick schenkt und Sie ganz automatisch innerlich ruhiger werden läßt. Machen Sie diese Übung gleich anschließend an die vorige Ruhe-Übung.

Bleiben Sie entspannt auf Ihrem Stuhl sitzen. Öffnen Sie die Augen und starren — ohne zu blinzeln — mindestens eine Minute lang auf einen etwa drei Meter entfernten festen Punkt in Augenhöhe, z. B. auf die Steckdose eines Lichtschalters, auf eine Türklinke, einen Bildausschnitt oder auf was Sie wollen. Die ganze Zeit sollten Ihre Augenlider nicht ein einziges Mal gesenkt werden. Fangen Ihre Augen dabei zu tränen an, dann hören Sie auf und versuchen es den nächsten Tag erneut, bis Sie es können. Machen Sie diese Übung mit dem festen Willen, ihre Nervosität zu bekämpfen.

Menschen, die auf dem Lande leben, haben meist viel bessere Augen als die Großstädter. Sie gebrauchen Sie mehr und betätigen dadurch die Muskeln in den Augen, die wie alle anderen Muskeln unseres Körpers bewegt werden müssen, um gesund zu bleiben. Das viele Umherschauen kräftigt die Augen und und regt die Blutzirkulation im Auge an. Auch Kopfschmerzen können von schlechten Augen herrühren und durch eine Kräftigung der Augenmuskeln verschwinden. Was können Sie nun für die Gesunderhaltung ihrer Augen tun?

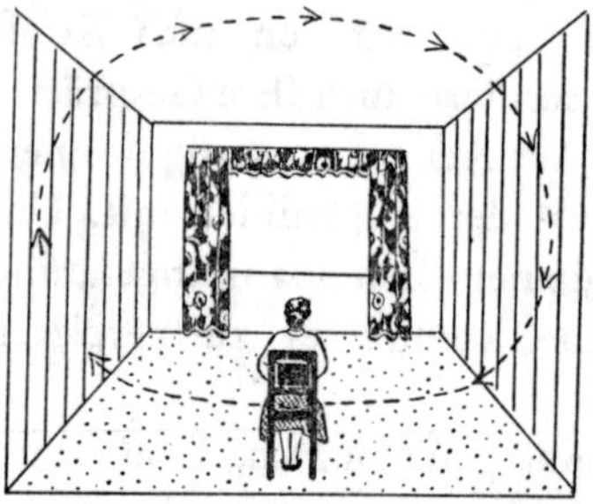

Anschließend an das Augenstarren führen Sie bitte die nachfolgende Augenübung zur Belebung Ihrer Sicht aus: (Sind Sie Brillenträger, dann nehmen Sie die Brille dabei ab. Haben Sie entzündete Augen, dann sollten Sie diese Übung unterlassen!)

Ihr Stuhl soll in der Mitte des Zimmers parallel zu den Seitenwänden stehen. Die vor Ihnen liegende Fensterwand muß zwei bis drei Meter von Ihrem Stuhl entfernt sein. Halten Sie den Kopf, ohne ihn nur im geringsten zu bewegen, stets nach vorn ausgerichtet. Nur Ihre Augen wandern umher: zunächst zur linken Wand, dann nach oben zur Decke, darauf zur rechten Wand und anschließend zum Fußboden. Danach lassen Sie ihre Augen nochmals kreisen, indem Sie bei der rechten Wand beginnen. Es genügt durchaus, wenn Sie das Augenkreisen einmal rechts- und einmal linksherum machen. Ihre Augen müssen sich ja erst daran gewöhnen, bewegt zu werden. Erst nach Wochen können Sie diese Übung dann zweimal links und zweimal rechts beginnend ausführen. Machen Sie das

Augenkreisen zu Anfang gleich zu oft, dann können Sie auch in den Augen einen Muskelkater bekommen. Und bitte alles sehr, sehr langsam! Machen Sie diese Übung täglich, so werden Sie feststellen, wie die Steifheit der Augen nach und nach verschwindet und Ihre Sicht besser wird.

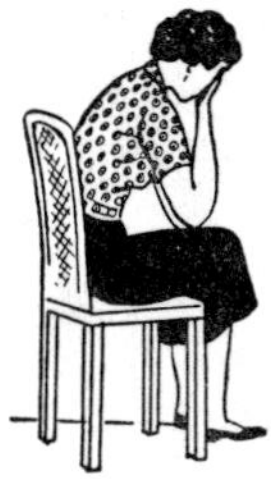

Danach stützen Sie die Ellenbogen auf die Oberschenkel auf, schließen die Augen, und legen den Kopf zwei bis drei Minuten lang in die geöffneten Handschalen, ohne die Augäpfel mit den Handinnenflächen zu berühren. Auch bei nervösen Kopfschmerzen wirkt sich diese Stellung beruhigend aus.

Und wann immer Sie können, lassen Sie Ihre Augen in die Ferne schweifen. Nur kommen Sie bitte nicht auf den Gedanken, in die Sonne zu sehen, weil das zu schweren Sehstörungen führen kann. Unseren guten Mond dagegen können Sie öfters mit den Augen suchen. Sein mildes Licht tut den Augen gut und macht Sie selbst ruhiger.

*

Während Ihre Augen der Spiegel Ihrer Seele sind, verrät dagegen Ihr Mund Ihre Gedanken. Achten Sie darauf, nie die Lippen fest aufeinander zu pressen. Legen Sie sie sanft und weich aufeinander. Lächeln Sie viel, auch wenn Sie allein sind und vielleicht gar kein Grund dazu vorhanden ist. Sie werden sehen, daß dann auch Ihre Gedanken leichter und heiterer werden. Und vergessen Sie nicht, die Welt vergilt immer ein Lächeln mit einem Lächeln. Der schönste Lippenstift nützt einer Dame nichts, wenn man von ihrem Mund trübe und mutlose Gedanken ablesen kann.

Kräftigung der Füße

Die armen Füße, wie oft tun sie weh! Dabei haben gerade ältere Menschen mehr Freude am Spazierengehen als junge, weil sie viel naturverbundener sind. Und kommen sie dann nach Hause, schmerzen die Füße! Das kommt oft davon, daß ältere Menschen mehr wiegen als junge. Sie sind, sagen wir es ganz offen, ein wenig in die Breite gegangen. Die Füße aber sind die gleichen geblieben. Daher müssen wir sie täglich etwas kräftigen, um weiterhin mit ihnen „auf gutem Fuß" zu stehen.

Gleich nach dem Aufstehen und direkt vor dem Schlafengehen machen Sie bitte folgende Fußübungen:

Setzen Sie sich hin. Strecken Sie recht langsam abwechselnd den rechten und den linken Fuß, bis Schienbein und Fußspitze eine Gerade bilden oder so gut es eben geht. Die Zehen werden gleichfalls gut ausgestreckt. Hat es dabei „knacks" gemacht? Nun, dann lassen Sie die Füße in der Normallage ein bis zwei Minuten ruhen.

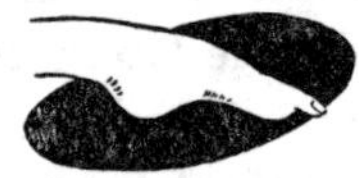

Danach führen Sie nacheinander zuerst den einen, dann den anderen Fuß so weit wie möglich nach oben zum Schienbein hoch, so daß Schienbein und Fuß (wenn es geht!) einen rechten Winkel bilden. Dabei werden die Zehen leicht gespreizt. Nun die Füße wieder etwas ausruhen lassen.

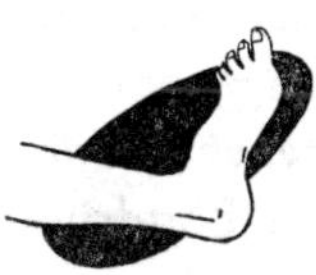

Stellen Sie die Füße flach auf die auf dem Boden liegende Decke. Ziehen Sie drei- bis viermal kräftig die Zehen ein und strecken sie dann wieder. Nehmen Sie einen Bleistift zur Hand. Greifen

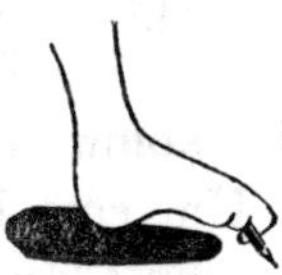

Sie ihn mit den Zehen und halten ihn eine halbe Minute lang damit fest. Sollten Sie in der großen Zehe einen Krampf bekommen (was zu Anfang möglich ist), dann ziehen Sie sie sanft zum Spann hoch. Sie können auch die innere Fußkante massieren. Der Krampf zeigt an, wie nötig Ihre Füße diese Übungen haben. Aber hören Sie nach einem Fußkrampf sofort mit den Übungen auf und versuchen es am Abend oder am nächsten Morgen erneut, und dann noch langsamer und mit größeren Ruhepausen zwischen den einzelnen Übungen.

Legen Sie eine Bier- oder Weinflasche auf den Boden und rollen sie mit den Fußsohlen mehrmals hin und her. Das regt die Durchblutung der Füße an und kräftigt die Fußsohlen.

Abends nehmen Sie am besten vor den Übungen noch ein die Füße kräftigendes Bad. Legen Sie nach den Fußübungen etwa fünf Minuten lang die Füße hoch. Sollte es Sie zu sehr anstrengen, dann machen Sie die Übungen in den ersten zwei bis drei Wochen nur einmal am Tage.

Wie kommt es wohl, daß sich bei vielen älteren Menschen Krampfadern bilden? Das hängt mit Blutstauungen durch eine schlechte Blutzirkulation zusammen. Nicht durch vieles Gehen werden Krampfadern hervorgerufen, wie oft irrtümlich angenommen wird, sondern durch eine vorwiegend stehende oder auch sitzende Lebensweise. Dem höheren Blutdruck bei älteren Menschen sind zwar die größeren Arterien im allgemeinen gewachsen, aber in den feinsten Ausläufern der Blutgefäße mit ihren hauchdünnen Wänden kommt es häufig zu kleineren Blutungen.

Um eine Entstehung oder Verschlimmerung von Krampfadern zu verhüten, machen Sie bei Krampfadern abends bitte noch folgendes: Legen Sie sich flach auf den Boden, möglichst auf eine warme Decke, damit Sie sich nicht erkälten. Stellen

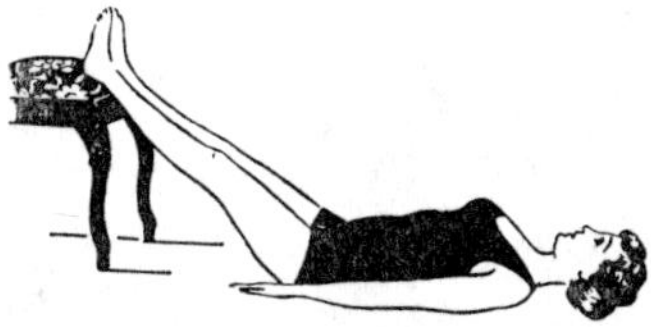

Sie vorher einen Sessel so auf, daß Ihre Beine gestreckt sind, wenn Sie die Füße auf den Sitz des Sessels legen. In dieser Beinlage werden die Krampfadern entleert. Nach dieser Ruhepause von etwa 10 Minuten massieren Sie kräftig die Beine vom Fußgelenk angefangen nach oben. Dadurch können sich die Beinvenen über Nacht erholen. Sind in den Krampfadern bereits erhärtete Stellen, darf nur eine sanfte Massage, möglichst durch eine Fachkraft, vorgenommen werden.

Die Tief-Atmung

Richtiges, tiefes Atmen schenkt Ihnen nicht nur bessere Gesundheit, es läßt Sie auch seelisch aufgeschlossener und heiterer werden und klärt Ihre Gedanken. Fast alle Menschen atmen zu flach und füllen ihre Lunge nur ungenügend mit dem lebenspendenden Sauerstoff.

Zunächst eine goldene Regel! Atmen Sie stets nur durch die Nase sowohl ein als auch aus, damit die kleinen Haarbesen in der Nase ihre reinigende Arbeit zu verrichten vermögen. Dadurch können Infektionskrankheiten vermieden werden, denn bei der Ausatmung durch die Nase bläst man die Infektionskeime wieder heraus, was nicht möglich ist, wenn sie bei der Mundatmung bereits in den Rachenraum gelangt sind. Außerdem zerstört die Mundatmung die Bewegungsfähigkeit des Zwerchfells, das bei der Atmung eine entscheidende Rolle spielt.

Der Atem soll langsam und saugend die Nasenwände hinauf zur Stirnhöhle geführt werden. Stellen Sie sich vor, Sie sögen tief und bewußt den Duft einer Rose ein. So sollten Sie stets einatmen, dann machen Sie es richtig.

Fangen Sie gleich morgen früh mit der Tief-Atmung an, und Sie werden bald feststellen können, daß die

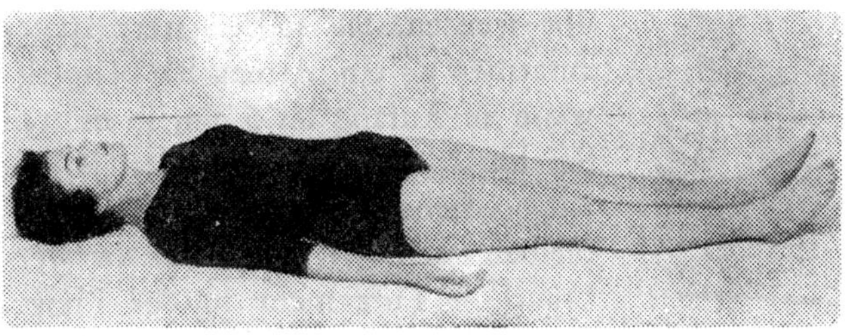

zehn Minuten, die Sie täglich dazu benötigen, ein gut angelegtes Kapital darstellen, das reiche Zinsen trägt.

Breiten Sie eine warme Decke auf dem Boden aus und legen sich flach und entspannt mit dem Rücken darauf. Die Handinnenflächen zeigen nach oben. Atmen Sie in drei harmonisch ineinander übergehenden Abschnitten ein. Zunächst wölben Sie die Bauchdecke vor, indem Sie das Zwerchfell, den breiten Quermuskel zwischen Brust- und Bauchhöhle, zum Vorwölben des Bauches verwenden. Dann atmen Sie saugend durch die Nase bei geschlossenem Mund ein und füllen zunächst den unteren, dann den mittleren und zuletzt den oberen Teil Ihrer Lunge mit Luft.

Während der ganzen Dauer der Einatmung wird der Bauch langsam eingezogen, damit er das darüber befindliche Luftkissen, d. h. die voll ausgedehnte Lunge stützen kann. Außerdem wird durch das Hereinpressen des Bauches die Luft bis zu den Lungenspitzen über den Schlüsselbeinen hochgeführt, die meistens nur ungenügend mit Sauerstoff versorgt werden. Und das Beatmen der Lungenspitzen ist besonders wichtig, weil es die Vibrationen des Gehirns und damit die Denk- und Konzentrationsfähigkeit anregt. Auch die häßlichen Salznäpfchen über den Schlüsselbeinen verschwinden, wenn die Lungenspitzen beatmet werden.

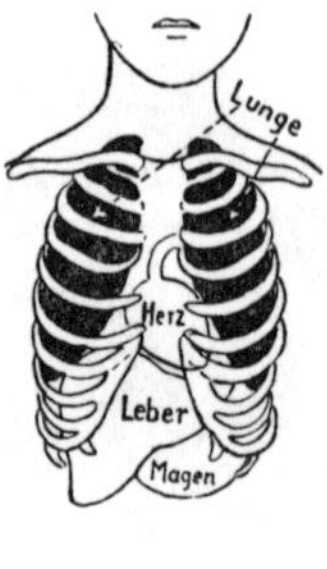

Das Ausatmen muß gleichfalls geübt werden. Sie sollten stets länger ausatmen als ein. Atmen Sie beispielsweise zu Anfang bis 5 ein, so müssen Sie bis 7 ausatmen — oder jeweils entsprechend. Auf diese Weise verbleiben keine Rückstände an verbrauchter Luft mehr in der Lunge.

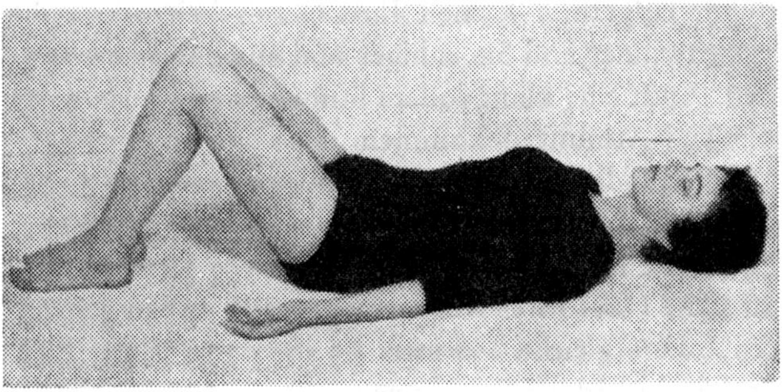

Wird Ihr Blut jeden Tag durch die Tief-Atmung gründlich mit dem eingeatmeten Sauerstoff „gewaschen“, dann können auch die Schlacken besser aus Ihrem Körper ausgeschieden werden. Ihr Übergewicht verringert sich, und Sie sind nicht mehr so anfällig gegen Krankheiten, weil gesundes Blut den ganzen Organismus kräftigt.

Ist Ihre Bauchdecke noch zu gespannt und unbeweglich, dann können Sie bei dieser Übung zunächst die Beine anwinkeln und die Fußsohlen auf den Boden stellen.

Je ruhiger und gleichmäßiger Sie atmen, desto ruhiger wird auch Ihr Herzschlag sein, denn langsames, rhythmisches Atmen beruhigt das Herz. Zunächst müssen Sie Ihren eigenen Atmungsrhythmus herausfinden, und dann eine Zeitlang dabei bleiben. Die Dauer der Ein- und Ausatmung sollten Sie erst steigern, wenn es Sie nicht mehr anstrengt. Ein Erwachsener atmet durchschnittlich 15- bis 18mal in der Minute. Das ist zu oft. Stoppen Sie mit der Uhr ab, wie viele Male Sie in einer Minute ein- und ausatmen, und dann versuchen Sie, es während des Übens auf höchstens sechs bis acht Ein- und Ausatmungen in der Minute zu bringen. Sie werden feststellen, wie durch langsames Atmen Ihre Gereiztheit allmählich verschwindet und Sie ruhiger und ausgeglichener werden. Auch eine klangvollere Stimme werden Sie durch die Tief-Atmung bekommen.

Beengende Kleidungsstücke müssen bei den Atemübungen abgelegt werden, damit Sie Ihren Brustkorb gut ausdehnen können. Und bedenken Sie bitte, daß auch die Haut Ihres Körpers einer nach außen gestülpten Lunge gleicht. Gönnen Sie ihr daher Luft, Licht und Sonne, so oft Sie können.

Die Flanken-Atmung

Legen Sie sich recht bequem auf die Seite. Nun beatmen Sie nur den einen Lungenflügel, der nicht zum Boden hingewandt ist. Bei dieser Flanken-Atmung atmen Sie direkt in den Lungenflügel ein, ohne die Bauch-Atmung auszuführen. Legen Sie zugleich die Hand auf die freie Flanke; wenn sie sich bei der Atmung hebt und senkt, machen Sie es richtig. Dann drehen Sie sich auf die andere Seite herum und machen dort die beschriebene Flanken-Atmung. Die nicht auf dem Boden anliegende Schulter darf nicht hochgezogen werden, da sich die Flanke sonst nicht seitlich ausdehnen kann. Bei der Ausatmung lassen Sie die vorgewölbte Flanke wieder langsam einsinken. Nicht nur Ihre Lungenflügel werden durch diese Atemübung besser beatmet, auch Ihr Brustkorb wird dabei gedehnt und elastischer gemacht. Machen Sie diese Übung dreimal rechts und dreimal links.

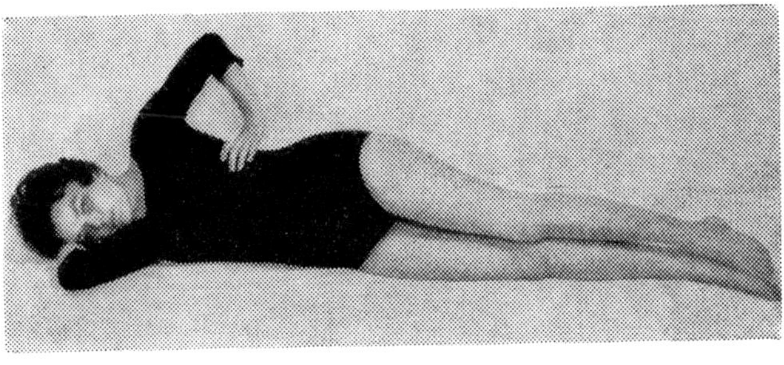

Die Rücken-Atmung

Nach der Flanken-Atmung machen Sie bitte die Rücken-Atmung. Legen Sie sich mit der Vorderseite flach auf Ihre Unterlage. Die Arme liegen locker neben Ihrem Körper, die Handinnenflächen zeigen nach oben! Bei dieser Atmung werden die rückwärtigen Lungenpartien beatmet, die größer sind als die verkürzten vorderen. Während der langsamen Einatmung muß der Rücken sich sichtbar vorwölben und während der Ausatmung wieder langsam einsinken. Machen Sie diese Übung dreimal recht langsam und bewußt. Sie müssen sich immer in Ihre Lunge hineindenken und mitempfinden, was Sie ihr Gutes antun.

Ausdehnung des Brustkorbs

Die Voll-Atmung können Sie nur dann richtig ausführen, wenn Ihr Brustkorb sich gut ausdehnen läßt. Ich nenne Ihnen jetzt eine ganz einfache, aber wirksame Übung, die Ihren Brustraum weitet, wodurch die Atmungskapazität Ihrer Lunge gesteigert wird.

Stellen Sie sich entspannt aufrecht hin. Die Arme hängen locker nach unten. Durch eine Drehung der Arme werden die Handinnenflächen nach vorn gedreht. Heben Sie die Arme mit den nach vorn gedrehten Handinnenflächen so weit wie möglich nach rückwärts hoch. In der endgültigen Stellung heben Sie die

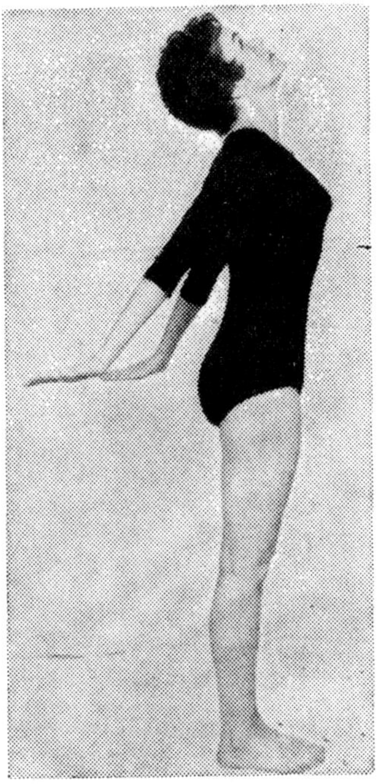

Hände nach oben, so daß sie einen rechten Winkel zum Arm bilden. Die Handinnenflächen zeigen nun nach unten, die Handrücken nach oben. Atmen Sie beim Zurückführen der Arme recht tief ein, verharren kurz in der Spannung, dann atmen Sie wieder aus und gehen in die Grundstellung zurück. Halten Sie den Atem nach der Ausatmung ein paar Sekunden an und wiederholen dann die Übung, die Sie möglichst mehrmals am Tage ausführen sollten.

Man kann die Lunge auch „Engelsflügel der Seele" nennen, nicht nur ihrer Struktur nach, sondern weil das volle Auffüllen der Lungenflügel uns losgelöster, heiterer und beschwingter werden läßt.

Atemübung gegen Kopfschmerzen

Kopfschmerzen gehören zwar nicht zu den ernsthaften Erkrankungen, aber sehr viele Menschen werden davon geplagt und empfinden sie als arge Last. Gehören Sie auch dazu, dann führen Sie bitte die nachfolgende Atemübung aus, aber nicht erst dann, wenn sich die Kopfschmerzen bereits eingestellt haben, sondern vorbeugend jeden Tag.

Setzen Sie sich möglichst aufrecht und entspannt auf einen Stuhl mit gerader Lehne. Schlagen Sie die Beine nicht übereinander, damit unnötige Muskelanspannungen vermieden werden; stellen Sie die Füße nebeneinander fest auf den Boden. Jetzt atmen Sie tief ein und verschließen mit Daumen und Zeigefinger der rechten Hand beide Nasenlöcher. Dann heben Sie den

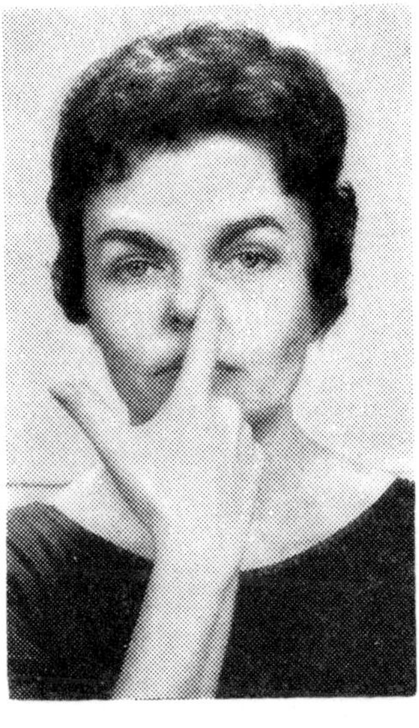

Daumen von dem rechten Nasenloch ab, während das linke weiter mit dem Zeigefinger verschlossen bleibt, und atmen durch das geöffnete Nasenloch aus und ein. Danach verschließen Sie wieder kurz beide Nasenlöcher und heben den Zeigefinger von dem linken Nasenloch ab, durch das Sie dann ebenfalls aus- und einatmen, während das rechte Nasenloch verschlossen bleibt. Dieses abwechselnde Aus- und Einatmen durch das rechte und linke Nasenloch läßt die eingeatmete Luft in der Stirnhöhle zirkulieren und schafft einen freien Kopf. Es genügt, täglich je dreimal abwechselnd durch das rechte und das linke Nasenloch zu atmen.

Behebung von Haltungsschäden

Viele Menschen haben die Angewohnheit, den Kopf ständig nach vorn zu neigen, statt ihn natürlich aufrecht zu halten, oder die Schultern hochzuziehen. Beides muß unbedingt vermieden werden, da unabsehbare Haltungsschäden damit ihren Anfang nehmen.

Durch die nach vorn gekrümmte Lage der Halswirbel können Kopfschmerzen, Durchblutungsstörungen der Arme, ja sogar Herzbeschwerden ausgelöst werden. Außerdem führt ein Schaden der Halswirbelsäule später einen Schaden der Lendenwirbelsäule herbei (oder umgekehrt). Und ein Schaden der Lendenwirbelsäule kann wiederum zu Fußschäden und Unterleibsbeschwerden führen. Es ist daher erforderlich, zunächst die so ungeheuer wichtigen sieben Halswirbel durch eine Dehnung und Streckung ela-

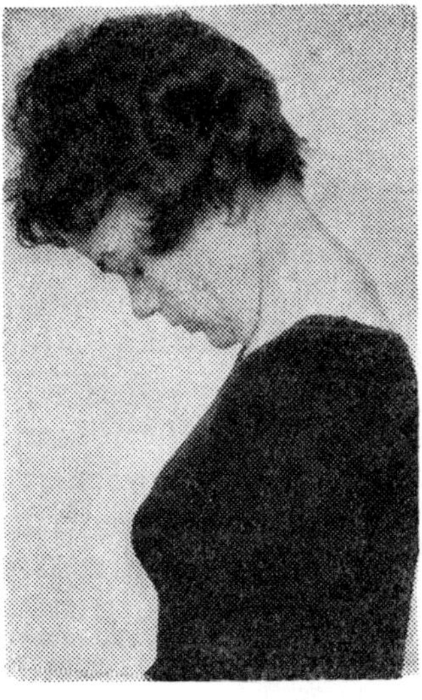

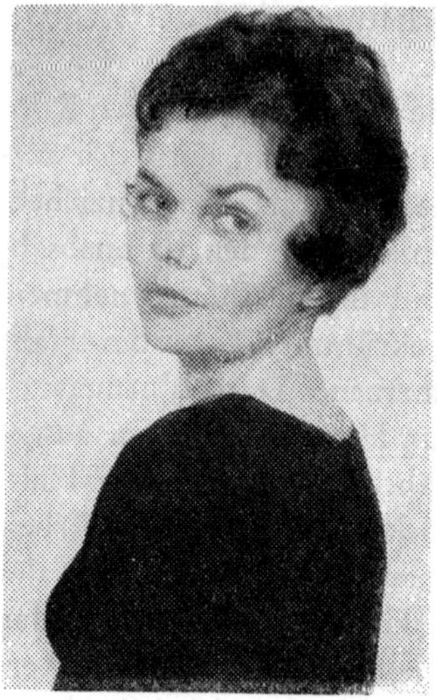

stisch zu erhalten. Ich nenne Ihnen jetzt ein paar Übungen zur Lockerung der Halswirbel und der Halsmuskulatur.

Pressen Sie beim Ausatmen das Kinn fest auf das Brustbein und verharren so, bis Sie voll ausgeatmet haben. Dann atmen Sie ein und legen den Kopf so weit wie möglich in den Nacken. Dabei richten Sie den Blick an die Zimmerdecke. Diese Kinnpresse übt auch eine günstige Wirkung auf die Schilddrüse aus. Zwei- bis dreimalige Ausführung der Übung genügt.

Unausgeglichenheit in der Haltung der oberen Wirbelsäule und der Rückenmuskulatur kann ferner durch ein links- und rechtsseitiges Über-die-Schulter-sehen mit gut gestreckten Halswirbeln bekämpft werden. Der Körper bleibt nach vorn ausgerichtet, nur Hals und Kopf werden über die eine Schulter so gedreht, daß die Augen die rückwärtige Wand sehen. Bei der

Drehung des Kopfes atmen Sie ein, beim Zurückdrehen in die Normalhaltung aus. Danach erfolgt das Kopfdrehen über die andere Schulter mit Einatmung und anschließender langsamer Rückdrehung mit Ausatmung. Während der ganzen Übung ist darauf zu achten, daß die Schultern nicht mitgedreht werden.

Anschließend an die vorige Übung führen Sie das Kopfrollen aus. Der Kopf soll ohne jede Muskelanspannung recht locker einmal rechts- und einmal linksherum um die eigene Achse rollen. Sie beginnen die Übung beim Ausatmen und atmen ein, während der Kopf den rückwärtigen Halbkreis beschreibt.

Durch Halsdrehen und anschließendes Kopfrollen produzieren auch die Speicheldrüsen mehr Speichel, der zur Aufarbeitung der Speisen dringend notwendig ist, denn bekanntlich beginnt die Verdauung bereits beim Kauen im Munde. Und zum guten Kauen wird ja Speichel benötigt.

Achten Sie bitte ständig darauf, den Kopf recht hoch aufgerichtet zu tragen! Das ist nicht nur besser für die Halswirbel und die natürliche Lage des Rückgrats, sondern ist auch ein Ausdruck innerer Haltung und Festigkeit. Also nicht „den Kopf hängen lassen", sondern „Kopf hoch!"

Das Hochziehen der Schultern und die damit verbundene Beeinträchtigung beim Luftholen können durch zwei weitere Übungen behoben werden.

Halten Sie den Kopf gut aufrecht. Heben Sie beim Einatmen langsam beide Schultern möglichst weit zu den Ohren hoch, verharren kurz in dieser Stellung und senken sie beim Ausatmen locker und langsam.

Anschließend führen Sie zwei- bis dreimal recht langsam das Schulterrollen aus. Führen Sie die Schultern nach vorn, atmen ein und führen sie nach oben

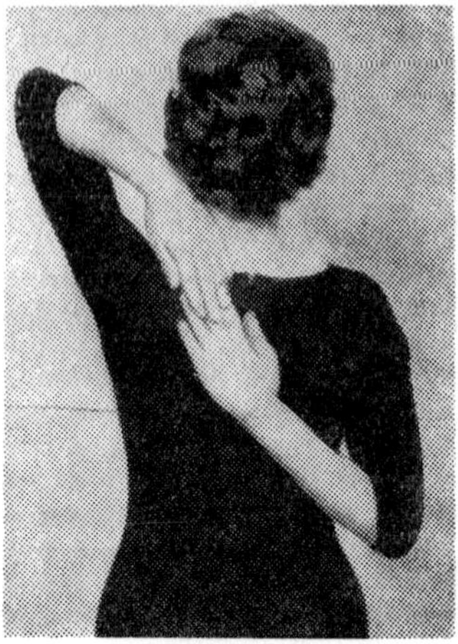

und nach rückwärts, und gehen beim Ausatmen in die Ausgangsstellung zurück.

Eine schlaffe Körperhaltung mit krummem Rücken, Hohlkreuz und als Folge davon vorgeschobenem Bauch kann man durch folgende Übung korrigieren, die auch die Atmungskapazität der Lunge steigert und die Brustmuskeln strafft.

Führen Sie die eine Hand von unten hinter dem Rücken herum und legen sie mit dem Handrücken auf das entgegengesetzte Schulterblatt. Die andere Hand führen Sie mit der Handinnenfläche zum Rücken über die zum Arm gehörende Schulter, bis die Fingerspitzen beider Hände sich berühren. Atmen Sie ein und haken die Finger ineinander. Verharren Sie kurz in dieser Stellung und beugen sich dann beim Ausatmen mit den zusammengehakten Fingern nach vorn herunter.

Durch den auf die Schulterblätter ausgeübten starken Druck werden diese wieder in ihre Normallage zurückgeführt, die Schulterhaltung wird reguliert, und die Aufrichtung des ganzen Menschen erfolgt.

Es kann sein, daß Sie diese Übung auf der einen Seite schlechter ausführen können als auf der anderen. Daraus ergibt sich jedoch, daß bereits ein (vielleicht nur geringfügiger) Haltungsschaden vorliegt. Versuchen Sie bitte nicht mit Gewalt oder mit Hilfe eines guten Freundes, der Ihnen fast die Arme dabei ausrenkt, die Übung zu meistern, sondern nur mit großer Geduld, indem Sie Woche für Woche die Hände millimeterweise einander näher zu bringen versuchen.

Lockerung und Belebung des Körpers

Die folgenden Übungen werden wesentlich zu Ihrem Wohlbefinden beitragen, wenn Sie sie regelmäßig täglich ausführen. Machen Sie sie gleich nach der Tief-Atmung, entweder v o r dem Frühstück oder abends v o r dem Abendbrot.

Gründliches Recken und Strecken vertreibt die in den Muskeln angesammelten Giftstoffe und verhindert

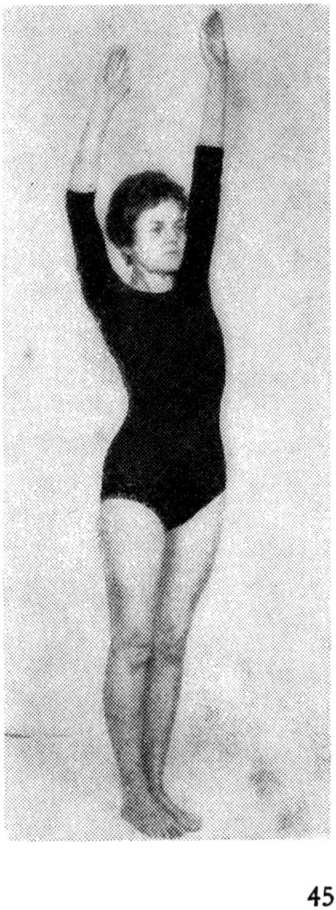

dadurch mancherlei Krankheiten. Ihr ganzer Körper wird durch diese Übungen gelockert, entkrampft und neu belebt. Die Morgenmüdigkeit oder die abendliche Abspannung verschwinden, wenn Sie nur 10 Minuten Ihrer Zeit diesen Übungen widmen.

Bitte denken Sie daran, daß alle Yoga-Übungen nur im Zeitlupentempo ausgeführt werden! Außerdem muß sorgfältig auf die Atmung geachtet werden, die bei jeder Übung angeführt ist.

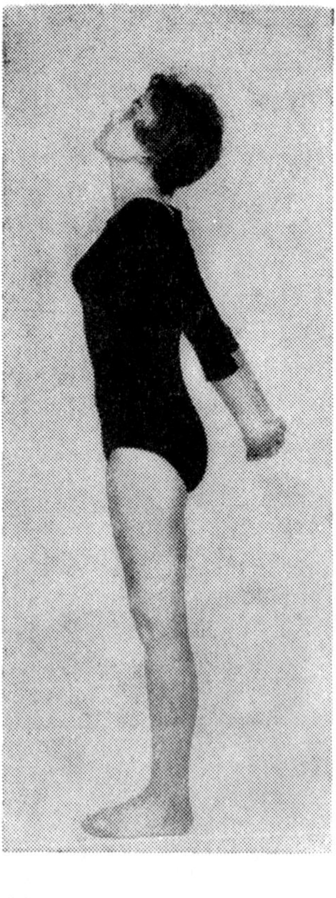

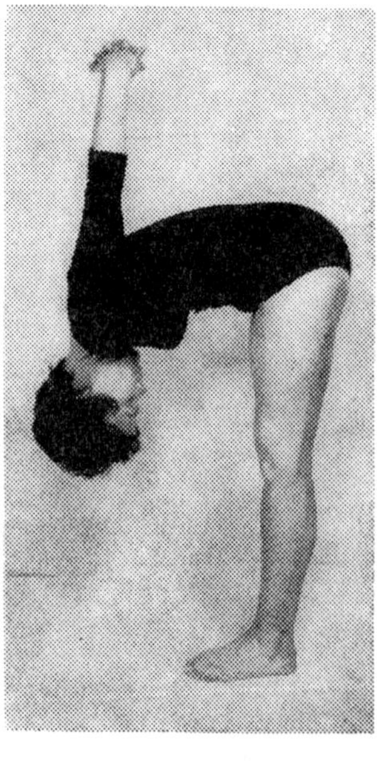

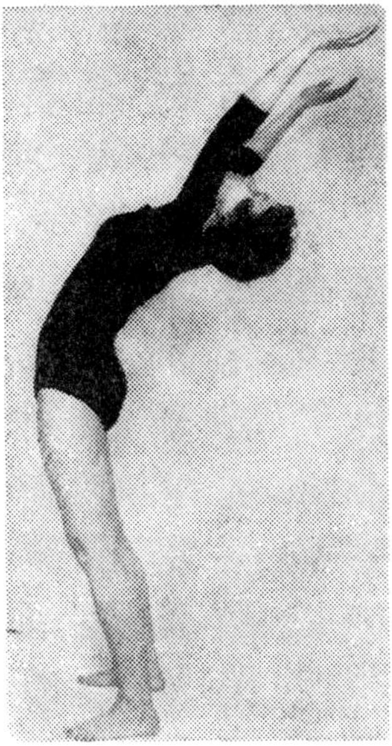 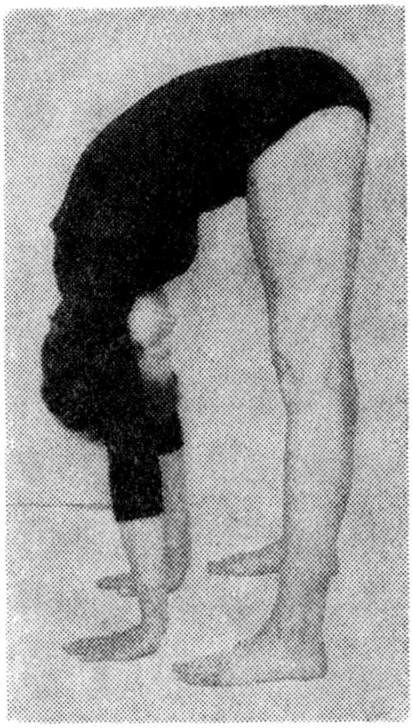

Heben Sie im Stehen die Arme gestreckt über den Kopf. Greifen Sie beim Einatmen mit der rechten Hand nach oben, als wenn Sie eine zu hoch hängende Frucht pflücken wollten. Die Streckung muß so intensiv sein, daß Ihr ganzer Körper sie zu spüren bekommt. Lassen Sie beim Ausatmen den rechten Arm oben, atmen erneut ein und greifen mit der linken Hand recht hoch nach oben. Das können Sie mehrmals machen.

Nachdem Sie sich gründlich gereckt und gestreckt haben, falten Sie die Hände h i n t e r dem Rücken und beugen den Kopf leicht zurück. Atmen Sie tief ein, strecken dabei die Arme gut durch, und heben sie etwas vom Körper nach hinten ab. Dann lockern Sie die Arme wieder und atmen aus.

Diese Übung stellt eine wundervolle Straffung des ganzen Körpers dar. Auch die Atmungskapazität Ihrer Lunge wird durch das Ausdehnen Ihres Brustkorbs gesteigert. Alle Menschen mit sitzender Beschäftigung und besonders Autofahrer sollten diese Übung mehrmals täglich ausführen.

Sie können diese Streckung noch intensivieren, indem Sie sich mit den hinter dem Rücken gefalteten Händen und gut gestreckten Armen beim Ausatmen so weit herabbeugen, bis Arme und Beine eine Parallele bilden. Der Kopf hängt dabei locker herab.

Die nächsten Doppelübungen müssen Sie sehr langsam und konzentriert ausführen. Sie hat eine belebende, schlankmachende und verjüngende Wirkung.

Stellen Sie sich in etwa 30 cm Entfernung (später können Sie den Abstand erweitern) mit dem Rücken zur Wand auf. Heben Sie die Arme gestreckt über den Kopf. Atmen Sie tief und bewußt ein und beugen dabei den Oberkörper von der Hüfte aus und ohne den Bauch vorzustrecken nach rückwärts, bis Ihre Fingerspitzen die Wand berühren. Verbleiben Sie ein paar Sekunden mit angehaltenem Atem in dieser Stellung.

Nun folgt der zweite Teil der Übung. Atmen Sie langsam aus, wobei der Bauch leicht angezogen wird, und beugen sich dabei mit gut durchgedrückten Knien nach vorn herunter, bis Ihre Fingerspitzen (und später Ihre Handflächen) den Boden berühren. Der Kopf bleibt zwischen den Armen. Wird der Lufthunger nach der vollen Ausatmung zu groß, richten Sie sich langsam wieder auf und atmen dabei ein. Eine einmalige, aber konzentrierte und langsame Ausführung der Übung genügt.

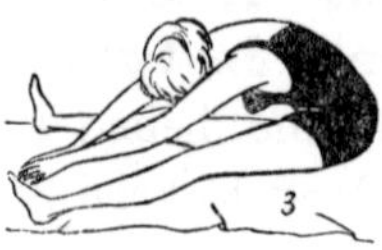

3

Menschen mit zu hohem Blutdruck sollten Übungen vermeiden, bei denen der Kopf zu sehr gesenkt wird. Diese machen die zweite Hälfte der Übung besser im Sitzen, indem sie sich beim Ausatmen so weit nach vorn beugen, bis ihre Hände die Fußspitzen berühren.

Schlankmachende Übungen

Alle Yoga-Übungen haben eine schlankmachende Wirkung. Wer um die Hüften herum zu stark geworden ist, sollte die nachfolgenden Übungen in sein tägliches Übungsprogramm aufnehmen. Es geht ja nicht nur um die schlanke Linie allein, auch gesundheitlich und seelisch fühlen Sie sich besser, wenn Ihr Körper wieder belebter und biegsamer geworden ist und Sie nicht länger die Last übermäßiger Fülle mit sich herumschleppen müssen.

Zunächst kräftigen Sie die schlaff gewordenen Bauchbänder. Legen Sie sich flach mit dem Rücken auf Ihre warme Unterlage. Atmen Sie tief ein und heben dabei die gut gestreckten Beine langsam und zentimeterweise etwa 30 bis 40 cm vom Boden ab. Dann atmen Sie aus und gehen dabei so langsam wie nur möglich in die Ausgangsstellung zurück. Beim Herunterführen der gestreckten Beine werden Sie feststellen, wie Ihre Bauchmuskeln sich spannen. Die Schultern dürfen nicht vom Boden abgehoben werden. Machen Sie diese Übung zu Anfang nur ein- oder zweimal. Sind ihre Bauchmuskeln erst kräftiger geworden, dann können Sie sie auch drei-

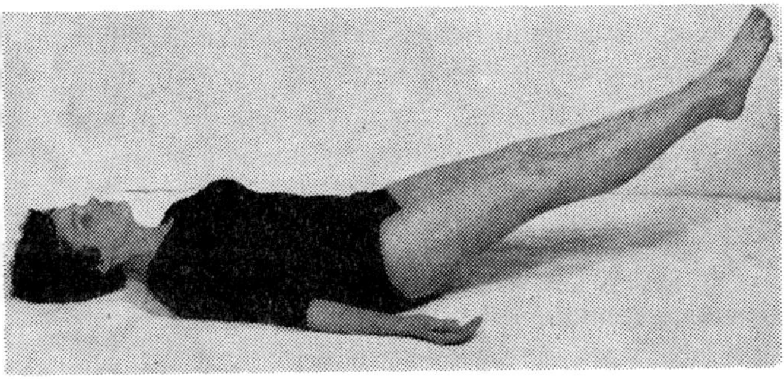

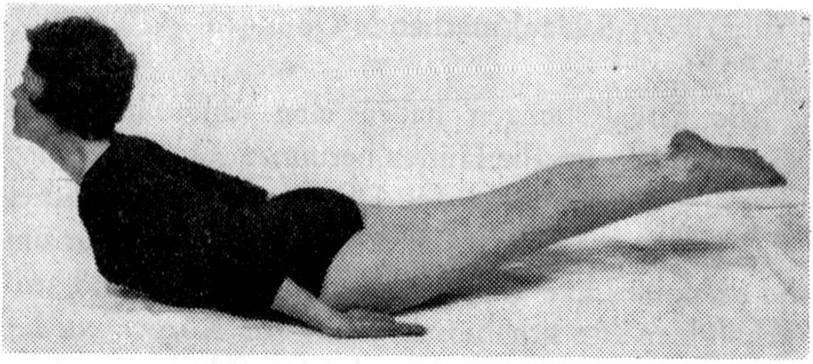

bis viermal ausführen. Nach dieser Übung ruhen Sie sich erst kurz aus.

Und nun nenne ich Ihnen eine weitere Schlankheitsübung für Hüften und Schenkel, die auch das Becken lockert, die Wirbelsäule streckt, die Darmtätigkeit anregt, und zur Belebung der Nerven in der Lendengegend beiträgt.

Drehen Sie sich so herum, daß Sie mit der Vorderseite Ihres Körpers auf der Unterlage ruhen. Heben Sie abwechselnd zunächst das rechte, dann das linke Bein gut gestreckt nach rückwärts hoch und anschließend beide Beine gleichzeitig. Das letztere ist schon schwieriger, darum nenne ich Ihnen eine kleine Hilfe. Sie können die Handflächen unter die Schenkel legen und die Beine mit den Fingern hochstemmen. Ist es Ihnen möglich, dann heben Sie dabei auch Kopf und Schultern vom Boden ab. Beim Zurückgehen in die liegende Ausgangsstellung atmen Sie aus, beim Hochstrecken der Beine ein. Führen Sie die Übung zunächst nur ein- bis zweimal aus, aber verharren Sie so lange Sie können in der endgültigen Streckung.

Zur nachfolgenden Übung gehört ein wenig Überwindung, denn die Fettpölsterchen an den Hüften werden dabei stark durchgeknetet und infolgedessen etwas schmerzen. Führen Sie die Übung jedoch täglich aus, so wird Ihre Waage Ihnen bald ein erfreuliches Resultat melden können. Außerdem wird bei dieser starken Streckung Ihr Körper besser durchblutet und auch Ihre Wirbelsäule elastisch gemacht.

Legen Sie sich bitte wieder flach auf den Rücken. Winkeln Sie die Arme nach oben an, damit Sie für Ihre Beine Platz haben. Die Schultern müssen während der ganzen Übung am Boden aufliegen, auch wenn es schwer fällt, und die eine oder andere Schulter sich immer wieder vom Boden abheben möchte. Die gestreckt auf dem Boden liegenden Beine werden jetzt so in den Knien angewinkelt, daß die Knie sich über dem Leib befinden. Führen Sie nun die angewinkelten Beine mit geschlossenen Knien so weit nach rechts, bis der rechte Oberschenkel den Boden berührt. Darauf führen Sie die angewinkelten Beine langsam nach links hinüber, bis der linke Oberschenkel den Boden berührt, und dann wieder nach rechts. Atmen Sie aus, wenn Sie die Oberschenkel senken, und ein, wenn Sie sie vom Boden abheben. Machen Sie diese Übung drei- bis viermal.

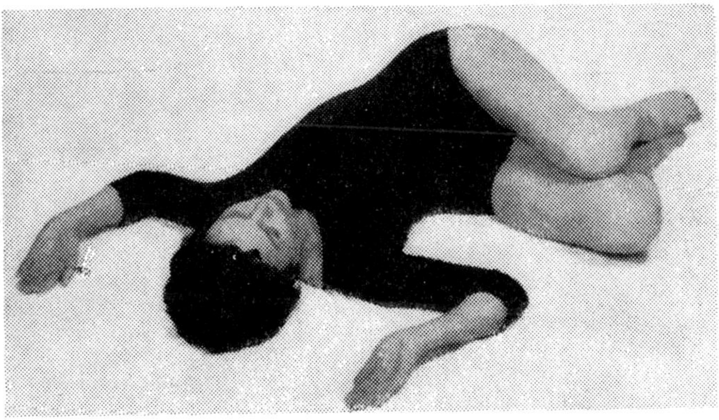

Belebung des Rückgrats

Liebe Yoga-Schüler! Ich rede Sie so an, weil Sie inzwischen dieses Büchlein nicht nur durchgelesen haben werden, sondern „hoffentlich“ auch fleißig geübt haben. Nachfolgend behandle ich ein sehr wichtiges Thema: Ihr Rückgrat. Sie müssen ihm ganz besondere Aufmerksamkeit schenken, da Ihre Wirbelsäule die Schlüsselstellung Ihres Körpers darstellt. Genauso wie Sie Ihre Uhr aufziehen, sollten Sie auch Ihr Rückgrat durch entsprechende Übungen „aufziehen“, damit Ihre Lebensuhr nicht so schnell abläuft.

Machen Sie sich bitte einmal folgendes klar: Jeder zehnte Mensch leidet heute an Bandscheibenschäden, einer äußerst schmerzhaften und folgereichen Krankheit mit schwersten Störungen an Organen und Gliedern. Und wie viele Menschen haben Rückenschmerzen! Sollten Sie da nicht vorsorglich etwas für Ihr Rückgrat tun?

Eine Streckung und Dehnung der Wirbelsäule nach allen Richtungen macht sie geschmeidig; nicht nur die Bandscheiben (die kleinen Pufferkissen zwischen den einzelnen Wirbeln der Wirbelsäule) werden dadurch besser durchblutet und gestärkt, auch Stoffwechsel und Blutkreislauf werden angeregt. Außerdem hängen wichtige Nervenbahnen mit dem Rückgrat zusammen. Sie fühlen sich gesünder, frischer und jünger, wenn Sie Ihrem Rückgrat die notwendige Aufmerksamkeit schenken. Ich nenne Ihnen jetzt einige auf das Rückgrat abgestimmte Übungen.

Die Dehnung diagonal: Knien Sie sich hin. Beugen Sie den Oberkörper mit geradem Rücken nach vorn und legen die Handflächen auf den Boden. Oberschenkel und die gestreckten Arme bilden jetzt eine Parallele. Heben Sie beim Einatmen das rechte Bein gut ge-

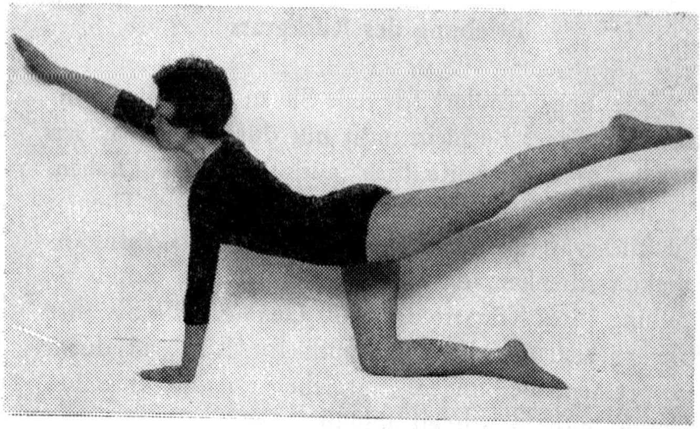

streckt nach hinten hoch, dann den gestreckten linken Arm nach vorn hoch. Der Kopf bleibt aufgerichtet. Beim Ausatmen gehen Sie in die Ausgangsstellung zurück und heben dann beim erneuten Einatmen in gleicher Weise das linke Bein und den rechten Arm. Führen Sie die Übung langsam und konzentriert aus und versuchen Sie, in der endgültigen Streckung gut das Gleichgewicht zu halten, denn körperliches Gleichgewicht vermittelt auch seelisches Gleichgewicht.

Ich denke, daß alle von Ihnen diese Übung ausführen können, ganz gleich, wie alt Sie sind. Ist Ihr Rückgrat sehr steif und unelastisch, dann machen Sie zunächst mehrere Wochen lang ganz einfache Übungen, bevor Sie sich an die hernach genannten herantrauen. Es hat keinen Zweck, sich gleich zu Anfang mehr zuzumuten, als Ihr Körper zu leisten vermag, denn nur im Rahmen der Anlage kann man etwas zur Entwicklung bringen, nur im Rahmen des Möglichen gibt es so die Entfaltung.

Stehen Sie aufrecht mit gespreizten Beinen. Winkeln Sie die Arme an und legen die Hände in den Nacken.

Die Ellenbogen dürfen nicht nach vorne weisen, sondern müssen stets seitlich ausgerichtet sein. Der Kopf muß bei jeder Drehung so gut aufgerichtet sein, daß die sieben Halswirbel keine Krümmung aufweisen.

Atmen Sie ein und beugen den Oberkörper in dieser Stellung nach rückwärts, atmen langsam aus und beugen ihn dabei mit rundem Rücken so weit nach vorn, bis die Wirbelsäule in der Kreuzgegend eine Krümmung aufweist. Dann atmen Sie beim Aufrichten erneut ein, atmen in der Ausgangsstellung aus, und biegen sich dann seitlich nach rechts herunter, wobei Sie, wie bei der Flankenatmung, die linke Lungenhälfte bei der Einatmung ausdehnen. Richten Sie sich beim Ausatmen auf und biegen sich dann seitlich nach links herunter, wobei die rechte Lungenhälfte beatmet wird.

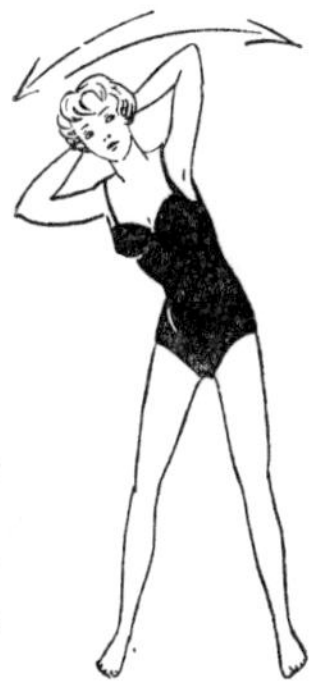

Als letztes führen Sie mit den in den Nacken gelegten Händen das Rumpfkreisen aus. Beugen Sie den Oberkörper beim Ausatmen nach vorn, führen ihn zur Seite, beim Einatmen nach rückwärts und zur anderen Seite, und beim Ausatmen wieder nach vorn herunter. Während Ihr Oberkörper den rückwärtigen Halbkreis beschreibt, atmen Sie also ein, beim vorderen Halbkreis aus. Machen Sie diese ganze Übungsfolge ein- bis zweimal nacheinander. Dann ruhen Sie sich erst ein paar Minuten aus.

Ihr Rückgrat ist nun nach allen Seiten gebeugt worden. Jetzt müssen Sie es noch durch eine Schraubendrehung elastisch machen. Stehen Sie aufrecht mit gespreizten Beinen. Heben Sie die Arme seitlich waagerecht hoch. Beim Einatmen drehen Sie den Oberkörper so weit wie möglich nach rechts, behalten die Arme

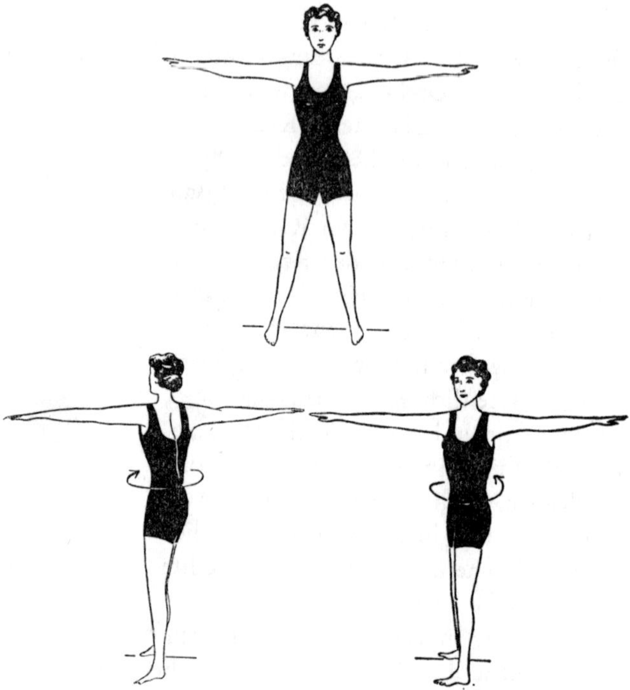

oben, atmen aus beim Zurückgehen in die Ausgangsstellung und drehen den Oberkörper beim erneuten Einatmen so weit wie möglich nach links. Das Becken darf nicht mitgedreht werden. Es muß stets nach vorn ausgerichtet sein, denn eine exakte Drehbewegung des Rückgrats kann nur bei nicht mitgedrehtem Becken erfolgen.

Und jetzt zeige ich Ihnen eine etwas schwierigere Übungsfolge, die äußerst wirksam ist. Bei täglicher Ausführung wird die Elastizität Ihres Rückgrats enorm gesteigert, Nerven und Drüsen werden günstig beeinflußt, und Sie werden sich neu belebt und verjüngt fühlen. Achten Sie aber bitte wie bei allen Yoga-

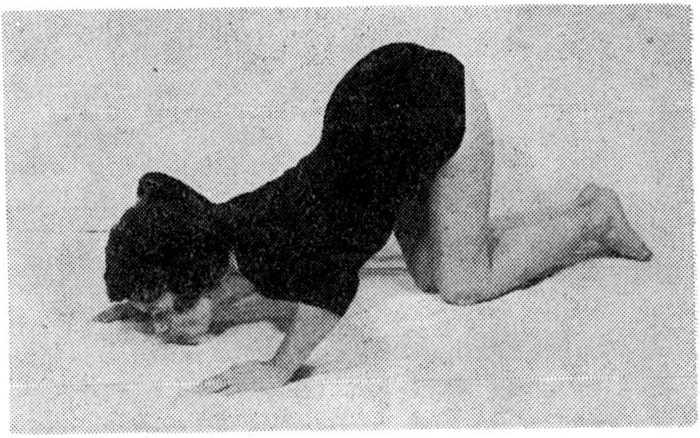

Übungen darauf, sie nur bei leerem Magen auszuführen, da sich sonst Magenschmerzen und leichte Übelkeit einstellen können.

Die Mobilisierung der Wirbelsäule: Setzen Sie sich im Knien auf die Fersen. Beugen Sie sich so herab, daß Ihre Schultern sich dicht über dem Boden befinden. Führen Sie die gestreckten Arme nach vorn und legen die Handflächen auf den Boden. Die Hände bleiben bis zum Zurückgehen zum Fersensitz an der gleichen Stelle liegen. Beim Herabbeugen des Oberkörpers haben Sie bereits angefangen auszuatmen.

Während der Dauer der Ausatmung schieben Sie den Oberkörper mit nach unten gedrücktem Rückgrat, das Kinn dicht am Boden, so weit nach vorn, bis Sie mit gut gestreckten Beinen und nach oben zeigenden Fuß-

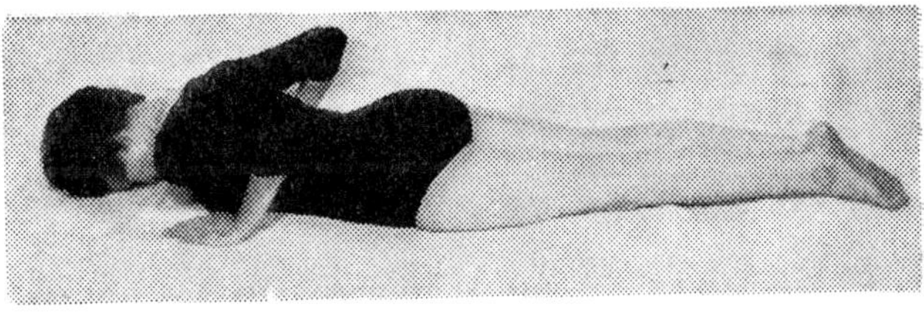

sohlen flach auf dem Boden liegen. Die nicht verschobenen Hände Ihrer nunmehr angewinkelten Arme befinden sich jetzt in Brusthöhe. Die Ausatmung ist damit beendet.

Atmen Sie erneut ein und stemmen dabei mit den Armen (ohne die Schultern hochzuziehen) den Oberkörper vom Boden ab und legen den Kopf in den Nacken. Verharren Sie in dieser Stellung, so lange Ihr Atem bei der Einatmung reicht.

Atmen Sie wieder aus und richten dabei mit herunterhängendem Kopf den Oberkörper mit rundem Katzenbuckel auf und führen ihn, so nach oben gekrümmt, so weit zurück, bis der Scheitel Ihres Kopfes dicht vor den Knien den Boden berührt und Sie auf die Fersen Ihrer nach hinten ausgestreckten Füße zu sitzen kommen.

Im ersten Teil der Übung atmen sie also aus, im zweiten ein, im dritten aus. Das sollten Sie unbedingt beachten!

In der zuletzt eingenommenen Stellung verharren Sie kurze Zeit, legen die Arme mit verschränkten Händen auf den Rücken und führen ein paarmal langsam

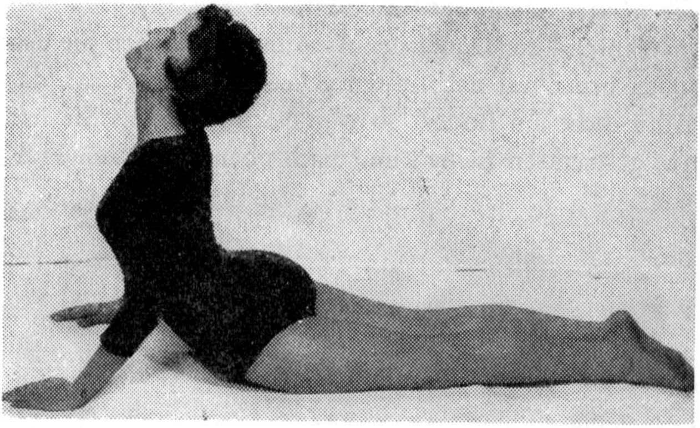

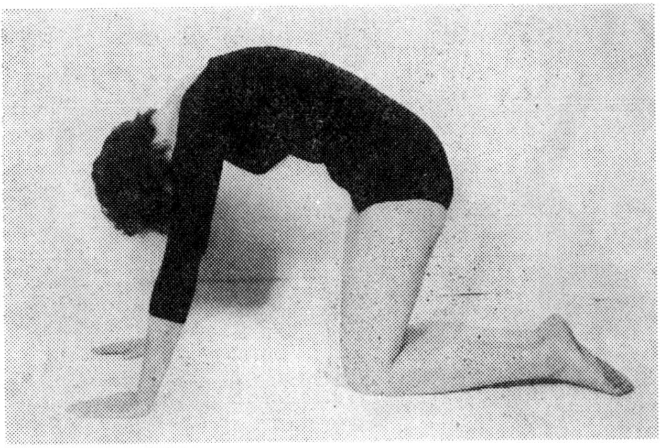

und bewußt die Rückenatmung aus, d. h. Sie beatmen den rückwärtigen Teil Ihrer Lunge. Danach richten Sie sich sehr langsam auf zur knienden Stellung und stehen dann auf.

Sie haben jetzt Ihre Wirbelsäule gestreckt, gebeugt, zurückgebogen und nach oben durchgedrückt. In der folgenden Übung, die auch das Beckengelenk geschmeidig macht und zur Verschönerung der Lendenform beiträgt, beugen Sie die Wirbelsäule seitlich.

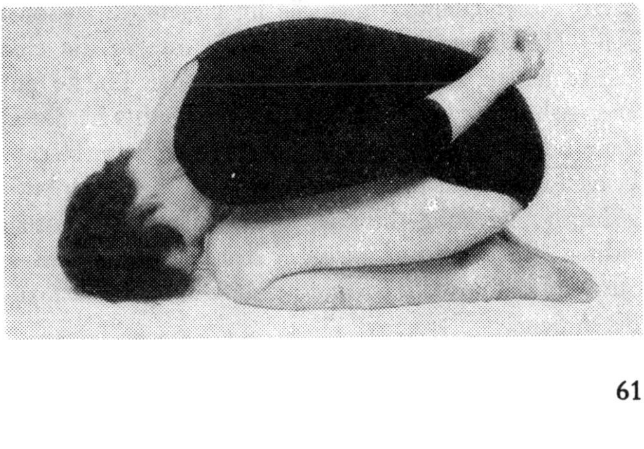

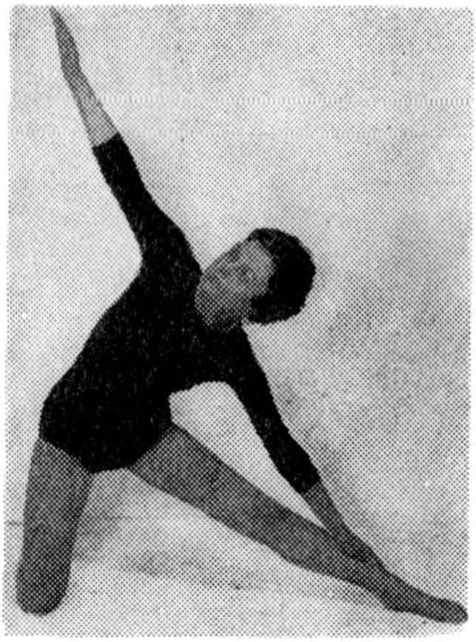

Im Knien mit aufgerichtetem Oberkörper strecken Sie das rechte Bein seitlich aus. Beugen Sie sich gut seitlich (und nicht halb nach vorn) in Richtung des gestreckten Beins herab. Die rechte Hand wird vom Knie bis zum Fußknöchel am Bein entlanggeführt. Während der rechte Arm nach unten geht, wird der linke parallel zum rechten nach oben geführt. Das Gesicht wird zu dem nach oben gestreckten Arm gedreht und der Blick auf die obere Hand gerichtet.

Bei dieser Übung atmen Sie im Gegensatz zu sonst beim Herabbeugen ein, und zwar nur in die eine Lungenhälfte, die durch das Weiten der Flanke gut ausgedehnt wird. Beugen Sie sich nach rechts herunter, dann beatmen Sie die linke Lungenhälfte, beim Herabbeugen nach links die rechte. Verharren Sie in der endgültigen Streckung, bis Sie wieder ausatmen müssen, richten sich dabei auf, strecken das linke Bein seitlich aus, und machen die entsprechende Übung auf der anderen Seite.

Zum Schluß dieser Übungsfolge ziehen Sie Ihre Wirbelsäule durch eine Schraubendrehung auf, bei der alle Wirbel gedreht und elastisch gemacht werden.

Winkeln Sie im Sitzen das rechte Bein an und pressen die Ferse gegen die linke Gesäßhälfte. Nun heben Sie den linken Fuß über das rechte Bein und setzen ihn hinter dem rechten Knie flach auf den Boden. Dann drehen Sie die rechte Schulter etwas nach vorn, pressen mit dem Ellenbogen des rechten Armes, der v o r dem aufgestellten Knie herumgeführt wird, das aufgerichtete Knie dichter an den Körper und legen die Hand auf den Fußknöchel. Die linke Hand wird bei nach rückwärts ausgestrecktem Arm flach auf den Boden gelegt und der Kopf zur linken Schulter gedreht.

Verbleiben Sie ein bis zwei Minuten in dieser Stellung und atmen dabei langsam und rhythmisch. Machen Sie die Übung anschließend auf der anderen Seite, dann winkeln Sie zunächst das linke Bein an, setzen den rechten Fuß hinter das linke Knie, führen den linken

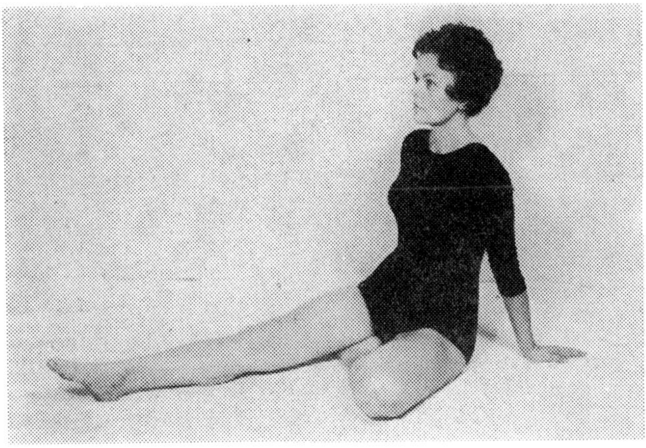

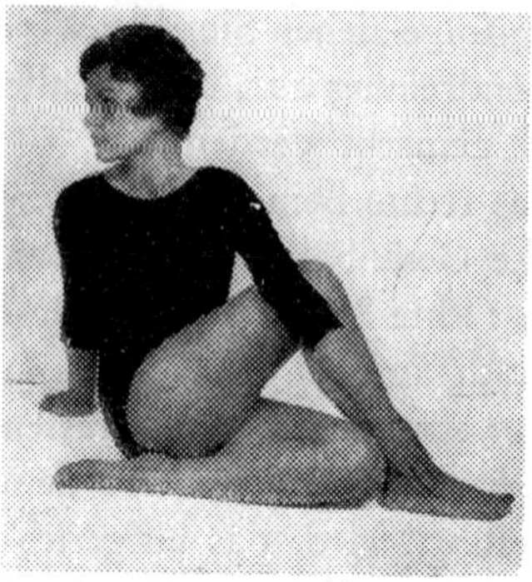

Arm vor dem rechten Bein herum, drehen den Kopf zur rechten Schulter, und weiter wie oben.

Das klingt alles etwas kompliziert, aber um so mehr Freude werden Sie empfinden, wenn Sie die Übung mit etwas Geduld meistern lernen.

Überstürzen Sie bitte nichts! Versuchen Sie nicht, etwas mit Gewalt zu erreichen! Bauen Sie langsam, aber stetig auf. Geben Sie aber auch nicht auf, wenn Ihnen die Übungen nicht gleich gelingen. Wer nichts für seine Gesundheit tut, der verdient seine Schmerzen.

Mehr Freude am Spazierengehen

Gehen Sie möglichst jeden Tag eine Stunde spazieren, ohne dabei etwas in den Händen zu tragen. Bei den meisten älteren Menschen hängt die eine oder andere Schulter durch das ständige, besonders einseitige Tragen von Einkaufsnetzen, Aktentaschen, Paketen usw. Dadurch haben sie ganz das natürliche Gehen verlernt. Lassen Sie auf diesem Spaziergang einmal alles Tragbare zu Hause oder stecken die unentbehrlichen Dinge in die Mantel- oder Jackentasche. Sie werden feststellen, wie viel beschwingter Sie laufen können, wenn Sie nicht ständig etwas mit sich herumtragen.

Beide Arme sollten locker gestreckt nach unten hängen und leicht mitpendeln, um das natürliche Gleichgewicht des Körpers herzustellen. Setzen Sie den linken Fuß vor, dann pendelt der rechte Arm locker nach vorn, beim Vorsetzen des rechten Fußes der linke.

Ist ihr Becken schon etwas steif und behindert dadurch einen federnden Gang, dann führen Sie bitte täglich folgende Übung aus: Breiten sie eine warme Decke auf dem Fußboden aus und legen sich flach mit dem Rücken darauf. Zunächst strecken Sie ganz langsam das rechte Bein, bis es etwa fünf bis sechs cm länger ist als das linke. Sie erreichen das, indem Sie die rechte Beckenhälfte nach unten drücken. Danach gehen

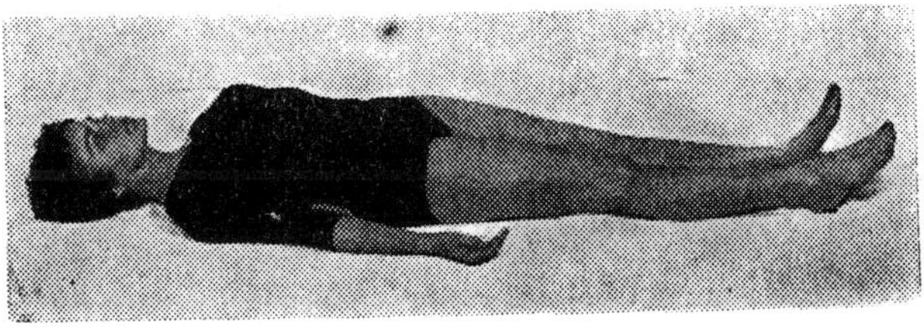

Sie in die Normallage zurück und strecken dann das linke Bein. Dabei wird die linke Beckenhälfte nach unten gedrückt. Machen Sie diese Übung zu Anfang nicht zu oft und vor allen Dingen nur bei leerem Magen! Nicht nur ihr Gang wird durch diese Übung beschwingter; sie stellt auch eine ausgezeichnete innere Massage der Verdauungsorgane dar und verhütet Verstopfungen.

Ich nannte Ihnen bereits einige Übungen zur Gesunderhaltung Ihrer Füße. Sie sollten aber auch Ihre Kniegelenke täglich „ölen", damit sie besser durchblutet werden und gelenkig bleiben. Machen Sie diese Übung gleich anschließend an die vorige. Beim flachen Liegen auf dem Rücken fassen Sie zunächst das rechte Knie mit beiden Händen und führen es langsam und vorsichtig (niemals mit Gewalt, höchstens mit einem sanften Druck der Hände) so weit wie möglich hinauf, wenn es geht bis zur Brust. Dann machen Sie das gleiche mit dem linken Knie.

Bei Ihrem täglichen Spaziergang sollten Sie noch folgendes beachten: Drehen Sie die Innenflächen der Hände nach vorn, statt wie üblich die Handrücken. Dadurch gehen Sie automatisch gerade, weil die Schultern dabei nicht nach vorn sacken können, und der Kopf gerade aufgerichtet ist. Beim ersten Versuch wird es Sie stören, aber Sie gewöhnen sich bald daran und

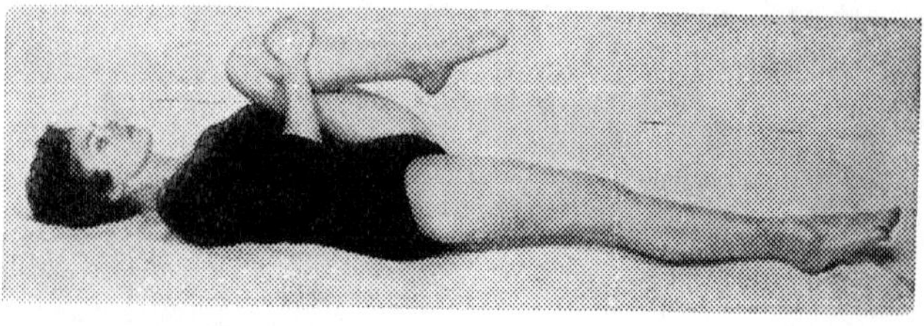

können dann viel längere Spaziergänge machen, ohne durch eine fehlerhafte Haltung vorzeitig zu ermüden.

Haben Sie Gelegenheit, ins Freie zu fahren, dann führen Sie bei Ihrem Spaziergang etwa zehn Minuten lang noch folgende Atemübung aus:

Wie bei allen Atemübungen erfolgt die Ein- und Ausatmung bei geschlossenem Mund durch die Nase. Atmen sie drei Schritte ein, halten drei Schritte den Atem an, atmen vier Schritte aus, halten wieder drei Schritte den Atem an, und dann weiter wie zu Beginn. Sie können sich auch Ihren eigenen Atmungsrhythmus zurechtlegen, je nach der Atmungskapazität Ihrer Lunge. Sie müssen nur darauf achten, stets ein oder zwei Schritte länger aus- als einzuatmen, also z. B. vier Schritte ein, vier Schritte den Atem anhalten, fünf Schritte aus, vier Schritte den Atem anhalten. Durch das Atemanhalten wird der Atem viel kräftiger ein- und ausströmen und Ihr Blut dadurch besser von allen Schlacken gereinigt.

Behebung der Darmträgheit

Darmträgheit hängt oft mit unserer eigenen Trägheit zusammen. Wer steigt heute noch ein paar Treppen hoch, wo ein Fahrstuhl fährt oder geht zu Fuß Besorgungen machen, wenn günstige Fahrverbindungen vorhanden sind. „Und wozu hat man schließlich seinen Wagen?“ denken die Autofahrer, und rasen durch die schönste Gegend ohne auszusteigen und ein bis zwei Stunden zu laufen. Aber für alle diese vielerlei Annehmlichkeiten müssen wir in Gesundheitswerten bezahlen. Als zivilisiertes Volk mit allen technischen Errungenschaften haben wir uns viel zu weit von der Natur, das heißt von einem naturgemäßen Leben, entfernt.

Machen Sie sich bitte einmal folgendes klar: Trotz des Riesenfortschritts der medizinischen Wissenschaft nehmen die Krankheiten nicht ab, sondern zu. Gewiß, man kann heute viel mehr Krankheiten bekämpfen als früher, aber was nützt das alles, wenn immer neue Zivilisationskrankheiten hinzukommen: die Managerkrankheit, die Geschwüre am Zwölffingerdarm, die so

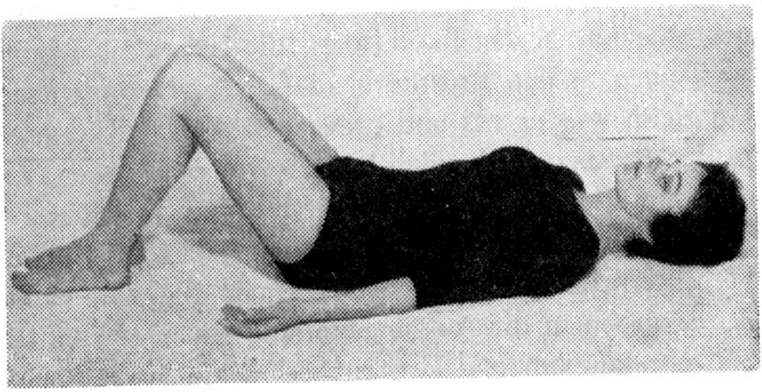

häufig gewordenen Bandscheibenschäden, und viele andere mehr. Sollte das nicht an uns selber liegen?

Wir machen uns zu wenig Bewegung, atmen zu flach und strapazieren unsere Nerven in einer Weise, die nur zu einer allgemeinen Ermattung führen kann. Unsere Widerstandskraft erlahmt, und die Organe fangen an zu streiken, da sie vernachlässigt werden.

Durch ihre Umstellung von der Flach- auf die Tief-Atmung wird bereits eine belebende Wirkung auf Ihre Verdauungsorgane ausgeübt, da das Vorwölben und Einziehen des Bauches bei der Atmung eine gute innere Massage der Verdauungsorgane darstellt. Ferner übt das gründliche Strecken oder Spannen des Körpers nicht nur einen belebenden Einfluß auf die Muskeln, Nerven und Gefäße aus, sondern auch auf die inneren Organe. Durch eine Kräftigung des gesamten Organismus wird so eine gestörte Ordnung wieder hergestellt.

Neigen Sie zu Stuhlverstopfungen, dann machen Sie zusätzlich noch möglichst regelmäßig täglich folgende Übungen:

Legen sie sich mit dem Rücken flach auf Ihre Unterlage. Winkeln Sie die Beine an und stellen die Füße auf den Boden. In ihrer Kreuzgegend befindet sich jetzt eine Wölbung, die nicht den Boden berührt. Atmen Sie ein, aber nur in den Bauch, ohne die eingeatmete Luft nach oben in den Brustkorb zu führen. Dann atmen Sie gleich wieder aus und pressen dabei das Rückgrat in der Kreuzgegend möglichst fest auf den Boden, so daß die Einbuchtung verschwindet und ihre untere Wirbelsäule keine Krümmung mehr aufweist. Beim Herunterpressen des Rückgrats atmen Sie aus, beim Zurückgehen in die Ausgangsstellung ein. Das können Sie sehr langsam und konzentriert fünf- bis sechsmal machen. Auch Rückenschmerzen in der Kreuzgegend können dadurch behoben werden.

Noch intensiver wird Ihr Verdauungsapparat durch folgende Übungen angeregt:

Bleiben Sie in der vorigen Ausgangsstellung mit angewinkelten Beinen auf dem Boden liegen. Atmen Sie vollkommen ein, wie Sie es gelernt haben (den Bauch vorwölben und die Luft zu den Lungenspitzen hinaufführen bei gleichzeitigem Einziehen des Bauches während der Einatmung). Dann atmen Sie langsam, gründlich und restlos aus und pressen „bei angehaltenem Atem" den Magen etwa zehn Sekunden lang gegen das gut durchgedrückte, also flach auf dem Boden anliegende Rückgrat. Diese Übung machen Sie bitte nur einmal, genau wie die nachfolgende. Aber zunächst ruhen Sie sich ein bis zwei Minuten aus.

Atmen Sie in der gleichen Stellung ein und aus und ziehen dann bei angehaltenem Atem den Magen zum Zwerchfell hoch. Ich wiederhole: Alle genannten Übungen dürfen nur bei leerem Magen ausgeführt werden!

Bei hartnäckigen Fällen von Verstopfung sollte man morgens eine Stunde vor dem Frühstück ein Glas warmes Wasser mit Honig trinken und abends als letztes ein paar Kurpflaumen aus dem Reformhaus recht langsam zerkauen.

Die Tief-Entspannung

Und nun, liebe Schüler, erfolgt die für Sie wichtigste Übung: die Tief-Entspannung, die Sie unbedingt täglich ausführen sollten, entweder kurz vor dem Schlafengehen, um durch das Abschalten Ihrer Gedanken und das Lockern Ihrer Muskeln ruhiger und tiefer zu schlafen, oder wenn Sie von der Arbeit nach Hause kommen und den Feierabend recht entspannt genießen möchten. Die Tief-Entspannung befreit nicht nur von körperlichen Verkrampfungen, auch seelisch fühlen Sie sich entspannter und ausgeglichener nach Durchführung dieser Übung. Sie werden sich wundervoll frisch fühlen, wenn Sie nach einer wirklich tiefen Entspannung von etwa zehn Minuten wieder aufstehen.

Keine einzige der Ihnen jetzt genannten Spannungen und Entspannungen darf ruckweise erfolgen, sondern immer nur sehr, sehr langsam und konzentriert, und das bezieht sich sowohl auf die Spannung als auf die Entspannung. Unter Spannung versteht man das Zusammenziehen der betreffenden Muskelgruppe, unter Entspannung ihre Lockerung. Überkommt Sie ein gewisses Schweregefühl nach Bearbeitung der Muskeln, dann machen Sie es richtig.

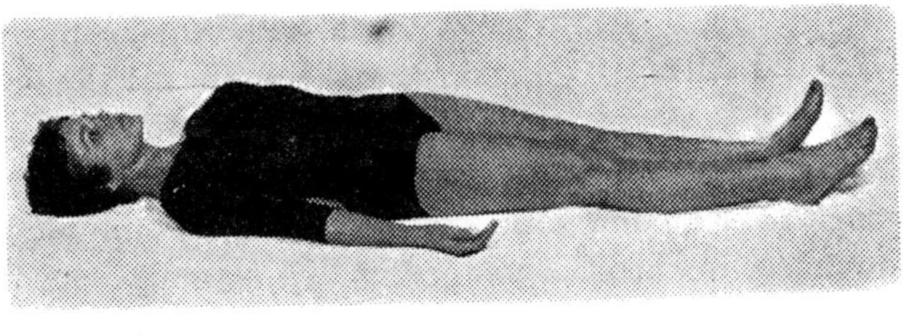

Legen Sie sich flach mit dem Rücken auf Ihre warme Decke, die Beine leicht gespreizt, die Arme locker neben dem Körper. Die Handinnenflächen zeigen nach oben. Atmen Sie zunächst einige Male ruhig und tief ein und aus. Es geht nun darum, die einzelnen Muskelgruppen Ihres Körpers zu lockern und zu entkrampfen und der geistigen Unruhe Herr zu werden, die durch all das hervorgerufen wurde, was am Tage auf Sie einwirkte. Die tausenderlei Gedanken in Ihrem Kopf sollen zur Ruhe kommen. Das geschieht am besten dadurch, daß Sie Ihre gesammelte Aufmerksamkeit auf Ihren Körper konzentrieren, dann schalten sich Ihre Gedanken automatisch ab.

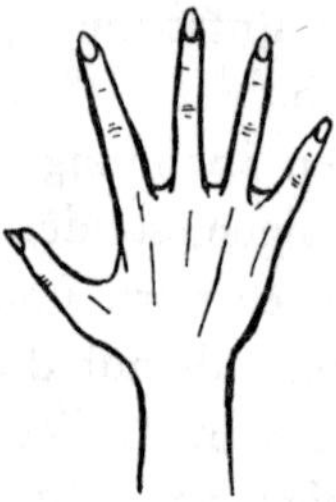

Spannen Sie nacheinander Ihre Hände, indem Sie die Finger spreizen, eine Weile in dieser Anspannung verbleiben, und dann die Muskeln langsam wieder lockern, genau so langsam, wie Sie sie angespannt haben. Spannen Sie nacheinander die Muskeln der Unterarme, indem Sie die Hand zur Faust ballen, so daß die Unterarmmuskeln sichtbar hervortreten. In gleicher Weise spannen Sie die Oberarmmuskeln, und zuletzt den ganzen Arm. Sie müssen immer sechs bis acht Sekunden in der Spannung ausharren, bevor Sie die einzelnen Muskelgruppen wieder lockern oder entspannen.

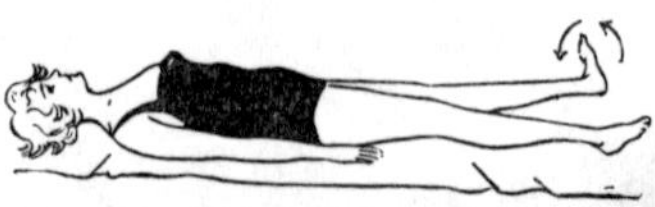

Nach den Armmuskeln kommen die Beinmuskeln an die Reihe. Strecken Sie die Füße, als wenn Sie den Spitzentanz ausführen wollten, aber möglichst langsam, sonst kann es zu einem Fußkrampf kommen. Machen Sie mit jedem Fuß getrennt einmal rechts- und einmal linksherum langsam das Fußkreisen. Anschließend spannen Sie erst rechts dann links die Wadenmuskeln recht fest an, danach die Muskeln der Oberschenkel. Zuletzt machen Sie das ganze Bein durch Anspannung aller Muskeln ganz steif. Und vergessen Sie nicht, in der jeweiligen Muskelanspannung zu verharren, bevor Sie die Muskeln wieder lockern.

Ziehen Sie die Schultermuskeln zusammen. Dehnen Sie die Brust, danach den Bauch. Spannen und entspannen Sie zunächst die Rückenmuskeln rechts vom Schulterblatt bis zur Schulter, dann links. Die Rückenmuskeln von den Schulterblättern bis zum Gesäß spannen Sie, indem Sie die Schultern recht flach auf die Erde pressen, damit das Zusammenziehen besser geht. Danach spannen und entspannen Sie die Gesäßmuskeln.

Jetzt fehlen noch die Gesichtsmuskeln, die gleichfalls bearbeitet werden müssen. Ziehen Sie recht langsam die Stirn zum Haaransatz hoch und lockern sie dann wieder. Danach ziehen Sie die Stirn mit Hilfe der Augenbrauen an der Nasenwurzel zusammen. Bei diesen beiden Übungen wird nicht in der Spannung verharrt, damit es keine Stirnfalten gibt. Die Schläfenmuskeln entspannen Sie, indem Sie die Augen so weit wie möglich aufreißen und die Lider dann wieder langsam senken. Blasen Sie die Backen auf, als wenn Sie Posaune blasen wollten, verharren kurz, und stoßen die Luft dann langsam wieder aus. Spitzen Sie den Mund, als ob Sie pfeifen wollten, und lockern ihn dann wieder. Die Muskeln unter dem Kinn spannen und entspannen Sie, indem Sie die Zunge so nach oben eindrehen, daß die Zungenspitze

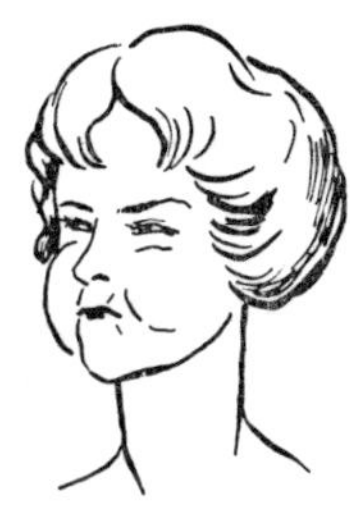

zum Gaumen zeigt. Das können Sie mehrmals machen, weil dadurch auch die Halsdrüsen bewegt werden, was ihnen gut bekommt, denn alles, was bewegt wird, bleibt gesund.

Zum Abschluß der Tief-Entspannung atmen Sie besonders tief ein, spannen dabei alle Muskelgruppen gleichzeitig, die Sie vorher nacheinander gespannt und entspannt haben, verbleiben mit angehaltenem Atem mehrere Sekunden in der Anspannung und atmen dann tief und befreit aus.

Danach bleiben Sie noch ein paar Minuten auf dem Boden liegen und genießen die tiefe Ruhe, die durch das Entkrampfen Ihres Körpers und das Abschalten Ihrer umherwandernden Gedanken erzielt worden ist.

Geben Sie nicht auf, wenn Ihnen die Tief-Entspannung nicht gleich gelingt. Mit Geduld und Ausdauer werden Sie diese Übung meistern lernen.

Halbkopfstand und Kopfstand

Wer von den Lesern in den letzten Wochen fleißig geübt hat, wird sich jetzt nicht nur körperlich wohler fühlen, sondern auch eine seelisch gehobene Stimmung empfinden, da Körper, Seele und Denken ja eine Einheit bilden und sich wechselseitig beeinflussen.

Zum Schluß möchte ich Sie noch mit zwei klassischen Yoga-Übungen bekannt machen. Ich gehe von der Voraussetzung aus, daß sowohl ältere als jüngere

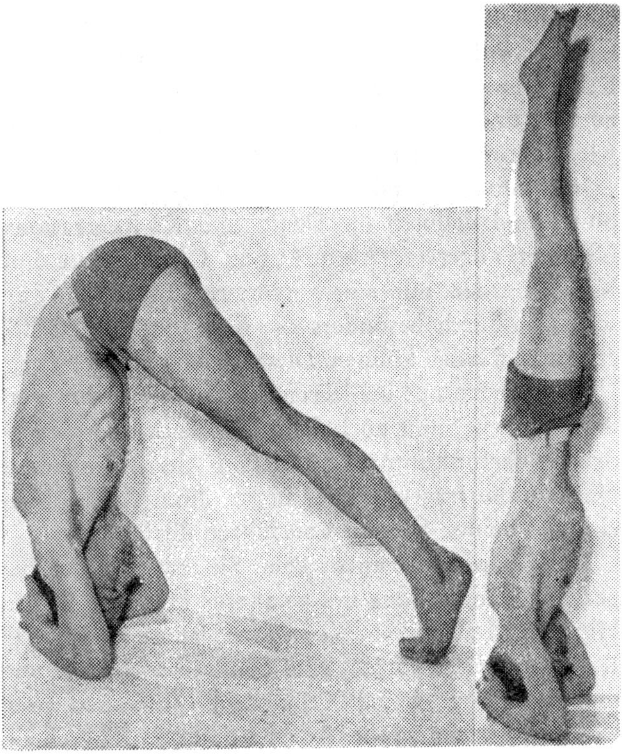

Menschen mitüben möchten; daher werde ich zunächst die leichtere Übung für ältere und dann die schwerere Übung für jüngere Menschen erklären.

Der **Halbkopfstand:** Knien Sie nieder. Legen Sie vor Ihren Knien eine zusammengefaltete Decke auf den Boden. Falten Sie die Hände und legen dann die Unterarme auf die Decke. Ihre Ellenbogen sollen etwa 20 bis 25 cm von Ihren Knien entfernt sein. Nun können Sie entweder den Scheitel des Kopfes auf die Innenflächen der gefalteten Hände legen oder den Hinterkopf mit ihnen abstützen. Nachdem Sie diese Stellung eingenommen haben, wölben Sie den Körper langsam nach oben, indem Sie die Beine strecken. Ihr Gewicht ruht jetzt auf den Zehenspitzen und dem Kopf. Gehen Sie sehr langsam in die Ausgangsstellung zurück, damit der umgestellte Blutkreislauf langsam wieder normalisiert wird.

Im Halbkopfstand wird das Gehirn besser durchblutet und dadurch die Denk- und Konzentrationsfähigkeit angeregt. Auch Augen, Ohren, Nase und Mund werden mit einem reicheren Blutstrom versorgt, wodurch besonders die Sicht und das Gehör gebessert werden können. Diese und die nächste Yoga-Übung dürfen nur bei leerem Magen ausgeführt werden. Menschen mit zu hohem Blutdruck oder Schilddrüsenüberfunktion sollten davon Abstand nehmen. Herzkranke fragen vorher besser ihren Arzt, ob sie eine der beiden Übungen ausführen dürfen.

Den **Kopfstand** entwickeln Sie aus der vorher gezeigten Endstellung mit gefalteten Händen, die den Hinterkopf abstützen. Sie müssen darauf achten, daß Kopf und Oberkörper eine Senkrechte bilden und die Halswirbel keine Krümmung aufweisen, weil sonst durch die große Belastung dieser Wirbel ein

Halswirbelschaden ausgelöst werden kann. Heben Sie nun die in den Knien angewinkelten Beine vom Boden ab und strecken sie langsam nach oben aus, bis der Körper vom Kopf bis zu den Zehen eine Senkrechte bildet. Am besten lassen Sie sich zunächst bei der Übung von jemand helfen oder machen sie mit dem Rücken zur Wand, damit Sie nicht nach hintenüber fallen und sich weh tun.

Verbleiben Sie zunächst nur wenige Sekunden in dieser Stellung. Dann gehen Sie langsam in die Ausgangsstellung zurück, indem Sie die Beine wieder anwinkeln, sie langsam herunterführen, die Zehen auf den Boden stellen und sich hinknien. Warten Sie mit dem Aufrichten wenigstens eine Minute, indem Sie aus der knienden Stellung den Kopf erst halb und dann voll aufrichten. Haben Sie sich an den Kopfstand gewöhnt, so können Sie die Übung jede Woche um ein paar Sekunden verlängern und nach monatelangem Üben bis zu fünf Minuten und sogar etwas länger in dieser Stellung ausharren.

Die Wirkung des Halbkopfstandes wird bei dem Kopfstand noch intensiviert. Die Keimdrüsen werden angeregt und gekräftigt und dadurch wird das Altern hinausgeschoben. Der Kopfstand behebt auch Verdauungsstörungen und hilft bei den mannigfachen Ausdrucksformen von Nervenschwäche. Viele namhafte Künstler und Sportler führen diese Übung täglich aus.

Die Yoga-Lehre ist individuell. Sie lehrt, sich selbst zu studieren und Selbstdisziplin zu üben. Ich habe den Weg zu Gesundheit und Lebensfreude gezeigt, aber gehen muß ihn jeder selber.

Die Kultur des Denkens

Durch Lärm, Hast und zu große Betriebsamkeit werden unsere Nerven unablässig überfordert. Zu viele Gedanken drehen sich ständig wie Mühlräder in unserem Kopf herum, rauben uns die Konzentrationsfähigkeit, lassen uns gereizt und unduldsam werden. Unser seelisches Gleichgewicht wird dadurch gestört, und katastrophale Auswirkungen nehmen ihren Anfang. Der Körper streikt, weil die seelische Widerstandskraft erlahmt, und dem Geist fehlt die Schwungkraft, weil er sich zu viel mit den nebensächlichen Dingen beschäftigt und zu wenig mit den entscheidenden.

Müßten Sie nur ein einziges Mal alle von Ihnen innerhalb von drei Tagen gesprochenen Worte und Sätze von einem Tonband abhören, so würden Sie erkennen, wie vieles davon zu entbehren gewesen wäre, welche Kraftreserven da unnütz vertan worden sind. Noch schlimmer wäre es, wenn Sie zusätzlich auch alle Gedanken, die Sie zur gleichen Zeit dachten, mit von dem Tonband abhören müßten! Sie kämen sich dann wie ein Karussellpferd vor, das unablässig um einen zentralen Punkt kreist, ohne ihm jemals näher zu kommen.

Wie können Sie nun das sich unaufhörlich drehende Pferdchen Ihrer Gedanken zum Stillstand bringen, um wieder zum Zentrum, zum ruhenden Pol Ihres Seins zu gelangen?

Die Tief-Atmung, die Tief-Entspannung und das langsame und konzentrierte Ausführen der Yoga-Übungen wird Ihnen bereits mehr innere Ruhe und Ausgeglichenheit geschenkt haben. Zusätzlich versuchen Sie bitte, einmal am Tage Abstand zu nehmen von allem, was während des Tages auf Sie eingedrungen ist. Tragen Sie in dieser besinnlichen Stunde bewußt die Schutthalde Ihres überanspruchten Denkens ab, um wieder Ihre eigenen, inneren Kraftreserven neu zu erwecken. Denken Sie an den göttlichen Ursprung des Wortes, des be-seelten Gedankens. Versenken Sie sich in die erhabenen Worte, mit denen das Johannes-Evangelium beginnt:

> „Im Anfang war das Wort, und das Wort war bei Gott, und Gott war das Wort."

Nur wenn Sie sowohl Ihre Worte als auch Ihre Gedanken unter ständiger bewußter Kontrolle halten, wird es zum Aufblühen Ihres seelischen Empfindens kommen.

Versuchen Sie, während Ihrer Konzentrationsübung von hundert Dingen, die Ihnen durch den Kopf gehen, neunundneunzig abzuschalten, damit meine ich, alles Unwesentliche abzuschalten bis auf das Wesentliche, das Ihrem Leben Sinn und Inhalt verleiht. Finden Sie das heraus durch Gebet oder Versenkung, und Sie werden auch in höherem Lebensalter nicht ärmer sein als in der Jugend, sondern wesentlich reicher, denn alle Schätze, die das Leben Ihnen zu bieten hat, können Ihnen keine innere Harmonie und seelisches Gleichgewicht schenken. Beides finden Sie nur im Innersten Ihres Innern.

Denken und leben Sie sich in das nachfolgende, herrliche Goethewort ein, das jeden durstig Suchenden erkennen läßt „unsere schönste Lebensaufgabe besteht darin, Kinder Gottes zu sein". Je besser wir das Schweigen lernen, desto heller wird das Licht in unserem Innern erstrahlen.

„Ich glaube daran, daß wir einen Funken jenes ewigen Lichtes in uns tragen, das im Grunde des Seins leuchten muß, und das unsere schwachen Sinne nur von ferne ahnen können. Diesen Funken in uns zur Flamme werden zu lassen und das Göttliche in uns zu verwirklichen, ist unsere höchste Pflicht."

Der Weg zum Glück

Alle Menschen streben danach, glücklich zu sein. Im Grunde genommen suchen sie nur das Glück ihr ganzes Leben lang in Tausenden von Wunschträumen Schon das Kleinstkind empfindet Glück, wenn die Mutter sich ihm nähert und lächelt sie an. Werden die Kinder etwas größer, dann suchen sie das Glück im Spiel; ein gut geratener Kuchen aus Sand, das An- und Ausziehen der Puppenkinder bedeutet ihnen Glück. Junge Menschen suchen das Glück im „Du", im ersten Kuß, in der Ehe. Erst, wenn die Menschen älter werden, und die Stürme des Lebens ihnen gezeigt haben, daß das Glück, das sie sich erträumten, ein wankender Begriff ist, suchen sie es in sich selbst, dann erstreben sie innere Ruhe und Ausgeglichenheit, die alle stürmisch bewegten Wogen glättet und ihnen seelische Harmonie schenkt. Sie kommen zu der Erkenntnis, daß Glück nicht von äußeren Umständen abhängig ist, sondern nur tief in ihrem Innersten erblühen kann, indem sie von einem Nehmenden zu einem Gebenden werden. Sie strahlen Güte aus, Verständnis, Liebe. Sie erkennen, daß sie Glück nur empfangen und empfinden können, wenn sie es in reichem Maße an andere austeilen, sei es durch ein freundliches Wort, durch Güte und Hilfsbereitschaft oder einfach dadurch, daß sie „ihren Nächsten lieben wie sich selbst". Sie begehren nicht mehr auf, sie jagen nicht mehr hinter Illusionen her, ihre Seele lernt das Schweigen, das wie Tau auf die durstige Blüte ihrer Seele fällt und sie neu erblühen läßt. Und der schönste Edelstein, mit dem sie sich schmücken können, ist die Demut. Und darum schließe ich mein Büchlein wieder mit dem Eingangswort, das Ihnen den Weg zum Glück zeigt:

„Alles, was dir je begegnet,
Segne, und du wirst gesegnet!"

Zum Schluß
noch einen persönlichen Wunsch der Verfasserin:

„Hat Ihnen dieses Buch etwas zu geben gehabt, dann empfehlen Sie es bitte auch anderen älteren Menschen, denen Sie eine bessere Gesundheit und mehr Lebensfreude wünschen."

Yoga hilft heilen

von Swami Dhirendra Brahmachari

Mit einem Vorwort von Dr. Wladimir Lindenberg

Aus dem Englischen übertragen von Ursula Messall

Swami Dhirendra Brahmachari — der persönliche Guru von Indira Gandhi, hat in seinem Buch zum ersten Mal bisher größtenteils unbekannte Übungen zusammengefaßt und präzise beschrieben, die ganz spezielle Auswirkungen auf die einzelnen Körperteile und Organe haben.

Ein detailliertes Übungsprogramm hilft dem Lernenden seinen ganzen Körper von den Gehirnzellen bis hinab in die Zehenspitzen zu trainieren. Kein Körperteil wird ausgelassen. Augen, Hals, Schultern, Arme, Hände, Finger, Brust, Unterleib, Schenkel, Füße — für alles sind spezielle Übungen vorgesehen, die sich zu einem harmonischen Ganzheits-Training zusammenfügen.

Ein Teil des Buches ist den Reinigungsübungen vorbehalten, gerade die Magen-Darmspülung ist für den unter Diabetes, Verstopfung, Darmentzündung, Fisteln usw. leidenden Abendländer eine unschätzbare Hilfe.

Nun ist es natürlich durchaus nicht notwendig, krank zu sein, um von diesem Buch zu profitieren. Gerade für den gesunden Menschen bietet sich hier auch ein gutes Fundament für seine weiteren Yoga-Studien.

231 Seiten mit 131 ganzseitigen Fotos, Ganzleinen *DM 28,—*